1264 临证法：
中医临床基本功

安天宇　王金城 ◎ 编著

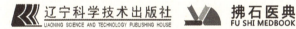

图书在版编目（CIP）数据

1264临证法：中医临床基本功 / 安天宇, 王金城编著. — 沈阳：辽宁科学技术出版社, 2023.1
ISBN 978-7-5591-2831-7

Ⅰ.①1… Ⅱ.①安… ②王… Ⅲ.①中医临床—经验—中国—现代 Ⅳ.①R249.7

中国版本图书馆CIP数据核字（2022）第230469号

版权所有　侵权必究

出版发行：辽宁科学技术出版社
　　　　　北京拂石医典图书有限公司
地　　址：北京海淀区车公庄西路华通大厦B座15层
联系电话：010-57262361/024-23284376
E-mail：fushimedbook@163.com
印 刷 者：河北环京美印刷有限公司
经 销 者：各地新华书店
幅面尺寸：145mm×210mm
字　　数：103千字　　　　　印　张：6.125
出版时间：2023年1月第1版　印刷时间：2023年1月第1次印刷

责任编辑：李俊卿　　　　　责任校对：梁晓洁
封面设计：君和传媒　　　　封面制作：君和传媒
版式设计：天地鹏博　　　　责任印制：丁　艾

如有质量问题，请速与印务部联系　联系电话：010-57262361

定　　价：49.00元

人秉一气而生,气秉周流之态。

学中医就一个字"气",学中医就一个方法"象"。

人本为一气,病也是一气,诊断是一气,治病还是一气。

前 言

我自幼体弱多病，4岁即患间质性肺炎，幸遇中医救治，服药2年方得痊愈。12岁患胃炎，13岁患十二指肠溃疡，断断续续在家修养了半年，才得以康复。18岁高考结束后，又患白癜风，遍访中西医，均无明显改善，后经维吾尔医学治疗，方才控制住病情，其后断断续续治疗了三四年才基本康复，至今脖颈部仍然留有淡淡的白色痕迹。

从小我就酷爱历史，成为一名历史学家一直是我的夙愿。但是多年的求医经历，最终让我选择了中医作为人生的方向。历史是探寻人类社会发展背后的底层逻辑，中医则是探寻生命背后的根本秘密，此二者之间也确有相通之处，我学习中医目的，就是想搞明白生命到底是怎么一回事，人为什么会生病，又为什么吃一些树枝草根就能治疗疾病。如果搞不明白这些事，只是混一个文凭，找一份工作，我觉得是毫无意义的事。抱着这样的想法，我开启了自己的中医学习之路。

2010年，我顺利考入天津中医药大学，大学的第一个学期，我沉迷于《中医基础理论》的学习，几乎将全书倒背如流。期末考试的时候，完全没有复习的我，凭借记忆考了接近满分的成绩。但是这本教材并没有解决我的困惑，书中虽然介绍了很多中医的概念和术语，但并没有阐明中医理论的逻辑内核，也很难指导实际的中医诊疗，之后我又参考了其他几个版本的中医教科书，也都没有找到令我满意的答案。2011年，我开始自学《黄帝内经》，苦读一年，不得门径。2012年，我决定恶补中国传统文化知识，希望能以此为钥匙，打开中医的宝库。2013年，经宋俊生老师点拨，入门中医传统治学方法，开始研读《伤寒论》，同年授业于天津针灸世家传人东城老师，学习中医外治法的内容。2016年，师从天津扶阳名家顾石松老师，系统学习扶阳医学体系。2018年，开始研究黄元御医学体系，并从友人处交流学习了中医传统师承训练方法及脉法体系。2015—2020年，我还先后学习了解了台湾谭杰中老师的伤寒理论、韦韧老先生创立的振荡中医体系、台湾张钊汉老师的原始点治疗体系、三七生老师的复泰中医体系等多派中医学术思想。

学医十年，医术确实有所长进，临床上也取得了一定的成果，但是越学习越感觉前路狭窄，不知如何前行，似乎中医的发展已经陷入了僵局。

就我所学的内容来看，各中医流派在理论层面都自成体系，相互之间很难达成统一的共识，有些流派之间甚至相互攻讦，势同水火。而在实际的诊疗层面，各家学术体系又都有一套成熟的用药框架，相互之间的交流成本也相当高。同时中医界普遍流行崇古思潮，言必称古中医如何如何，大家热衷于发掘古人的经验和思想，却不敢基于临床实践提出自己的观点。崇古风气渐渐有向守旧风气发展的趋势。

2020年8月，我遇到了王金城老师，经过短暂交流之后，我意识到，他就是中医破局之人。

王金城老师毕业于中国科学技术大学少年班，毕业之后就一直在华为工作，曾在两个领域担任过首席架构师。我认识他的时候，他刚刚从华为离职，打算在中医领域做一番事业。

作为一个中医人，当然不会被他少年天才的名气震慑，中医可不是靠一两个天才能够改变的。华为的工作背景也说明不了什么，毕竟隔行如隔山，在别的行业厉害，在中医领域可不一定厉害。但是王老师的另一个身份，却让我不得不重视，他就是《四圣心源读书笔记》的作者。

我当时恰好正在研究黄元御的学术思想，而《四圣心源》正是黄元御最重要的作品。一个偶然的机会，我遇到了《四圣心源读书笔记》这本书，一读之下，震惊不已。

王金城老师在这本书中以查找阅读法为最基本的学习方法，以奥卡姆剃刀为最基本的哲学原则，将黄元御医学思想内部的逻辑体系条分缕析地梳理了出来，清晰明白地摆在了大家的面前，将中国传统文言文的表述方式完全转换为了严谨的充满理科思维的现代化表述方式，让中医的秘密一目了然。

我学习中医十年间，从来没有见过逻辑如此清晰、表达如此直白的中医书籍。

我突然一下子明白为什么我觉得中医的路越走越窄了。

我们作为现代人，就应该去创造属于我们现代人思维的中医体系，而不是把自己的思维局限在古人的思维模式之中。

中医界的古圣先贤们一直都在做他们自己的创新，都在阐述符合于他们时代特色的中医。

张仲景独创六经体系，金元四大家开中医流派之先河，明清的医家掀起寒温学派之争，他们都是在用自己的体系去阐述中医，去发出属于自己时代的声音。

我们作为经历了现代化思维洗礼的中医人，也应该在传承古人思想的基础上，用我们自己的独有的思维模式为中医添砖加瓦。而王金城老师，正是中医现代化阐述第一人。

在王金城老师强大人格魅力的感召之下，我决定加入他的团队，跟他一起为中医的发展，做出一些力所能及的事情。

2021年11月，王金城老师在深圳成立了"同正学堂"，我跟他一起开始设计一套全新的中医课程，课程的目标只有一个，就是把中医最核心的内容提炼出来，让人们能够在最短的时间内理解中医，学会中医。

经过了半年的努力，我们以《伤寒论》中遣方用药的规则为基础，参考了多个中医流派的用药章法，最终提出了"1264临证法"，将中医的诊断、用药进行了标准化整理，将诊断结果归纳为（中气虚、阳虚、阴虚、营卫不和、脾湿、胃燥、肝风、胆火、肺逆、食积、水气、血瘀、痰饮）四个层面十三类异常，并针对每一类异常提出了治疗思路和常用药物组合，将原本需要常年经验积累和临床实践才能掌握的中医诊断开药规律，清晰地表述了出来。

本书就是1264临证法内容的一个总结，是我们这一段时间工作成果的一个汇报。

2022年12月，我们正式成立了"广东省同正中医医学研究院"，我们将继续探索如何将中医用现代人的思维方式进行阐述，让更多的人能学会中医，信任中医，因中医而受益。

安天宇

广东省同正中医医学研究院

2022年12月

本书阅读说明

我们学习中医的时候碰到的最大困难是中医的理论体系阐述与现代思维不匹配，集中体现的问题是中医是研究什么的不清晰、中医是如何进行研究的不清晰、中医的名词定义没有公认标准、中医的医理与诊断治疗原理的阐述逻辑不清晰。这些障碍其实就是中医领域没有学术共识。本书对中医理论进行了理科生思维的创新阐述，本书即记录该创新阐述。这个新中医阐述的目标是构建中医理论的学术共识，学术共识的主要目标有以下四个。

第一个目标是等效原则，说的是创新的中医理论体系阐述最后引导出来的重要治病规则要完全等效于《伤寒论》与《金匮要略》里面的重要治病规则。我们并没有能力创新出一套中医理论来，我们只是创新了中医理论的阐述体系，在治病原理上，我们必须符合得到最广泛认可的《伤寒论》与《金匮要略》。

第二个目标是科学逻辑，说的是创新的中医理论体系阐述必须与其他学科阐述一样符合科学逻辑，必须从研究对象、研究方法论、名词概念、原理描述的逻辑性等角度都可以逐渐达成学术共识。

第三个目标是最简原则，说的是创新的中医理论体系阐述必须是符合奥卡姆原则的，是经得起奥卡姆剃刀的锋利，是将所有与开药方治病无关的、冗余概念消除了的。

第四个目标是实操性强，说的是创新的中医理论体系阐述必须可以指导临床实践，让开药方治病这个事情可以有条理、有逻辑、操作性很强地平稳展开。

本书的写作目的之一，就是希望能够帮助每一位中医学习者打好基本功。基本功的内容包括以下几个方面：

（1）对于中医概念有比较清晰的认知，对于每一个中医名词都能明确地知道它所表述的内容到底是什么。

（2）在面对疾病的时候有比较清晰的诊断思路，对于每一个症状知道怎么去分析，怎么从中医的角度进行理解。

（3）对药物有基本的认识，知道每一味药都能发挥什么功能，大概在什么质量范围内使用，以及可以和哪些药物进行搭配使用。

（4）明确中医的治疗原则和组方规律，学会将药物搭配成有良好疗效的中医方剂。

当一位中医的学习者，将上述四点都掌握地比较扎实，就具备了中医学习的基本功，在此基础上，不管是进一步学习其他中医理论知识，还是在临床上不断地积累治疗经验，都会有事半功倍的效果。

目录

第一章 气是中医研究的核心 …………………… 1

第一节 什么是生命？ …………………………… 1

第二节 什么是气？ ……………………………… 4

第三节 为什么用气来命名？ …………………… 6

第四节 气是什么时候产生的？ ………………… 7

第五节 气看不见摸不着，如何研究？ ………… 8

第六节 什么是形、气、神三位一体生命观？ …… 10

第二章 建立气运动的模型 …………………… 14

第一节 气是如何运动的？ ……………………… 14

第二节 什么是中气、阴阳？ …………………… 17

第三节 什么是四象、五行？ …………………… 20

第四节 什么是一年五季？ ……………………… 22

第五节 什么是五行的相生相克？ ……………… 24

第三章 气的模型与人体的对应关系 ························· 28

第一节 什么是脏腑？ ······································ 28
第二节 五行与五脏六腑如何对应？ ······················ 30
第五节 五脏六腑如何运行？ ······························ 33
第四节 什么是经络、营卫？ ······························ 35
第五节 气与骨、筋、脉、肉、皮有什么关系？ ········ 37
第六节 气与五官如何对应？ ······························ 38
第七节 气与精、血、津液有什么关系？ ················ 40
第八节 食物是如何补充气的？ ··························· 41
第九节 食物的糟粕如何形成大、小便？ ················ 44

第四章 中医治疗疾病的原理 ································ 46

第一节 人为什么会生病？ ································· 46
第二节 什么是虚？什么是实？ ··························· 49
第三节 1264临证法如何指导治疗？ ····················· 51
第四节 1264临证法如何使用？ ·························· 56

第五章 辨证与治疗 ·· 59

第六章 常见症状分析 ··· 91

第七章 用药心得 ··· 102

第八章 典型医案……………………………… **161**

　　第一节　中气大虚………………………………… **161**

　　第二节　营卫不和………………………………… **164**

　　第三节　脾湿……………………………………… **166**

　　第四节　胃燥……………………………………… **168**

第九章 应用经验杂谈………………………… **170**

后记…………………………………………………… **176**

第一章

气是中医研究的核心

第一节 什么是生命？

☯ 中医研究的是生命，学习中医首先要理解"什么是生命"。

在和朋友交流中医问题的时候，我经常会先提出一个问题"中医是什么？"只有大家对这个问题形成统一认识，后面才能有效率地讨论。

曾经有个人对我说"中医是平衡"。我当时就问"中医是什么的平衡"。这个人说"中医就是阴与阳的平衡"。我继续问"阴与阳的概念是什么"。我这样不断提问，其实就是在尝试与大家一起建立中医最基础、最必要的概念，尝试完成中医最核心的基础理论体系阐述。在不断讨论的过程中，"中医研究的是生命"这个观点是大家普遍都比较接受的，所以，我们学习中医需要考虑的第一个问题就变成了"什么是生命"。

☯ **生命就是身体持续对外呈现呼吸、心跳、体温等生命体征的过程。**

我们平时说"这个人还有呼吸，这个人还活着""这个人还有心跳，这个人还活着"，而当一个人没有呼吸心跳等表现的时候，我们就认为，这个人的生命也就消失了。"呼吸""心跳"这些都是人的身体对外呈现出来的生命体征，这些体征在身体上表现出来，我们就认为生命仍然存在，那么我们可以说，生命是一个有起点、有终点的动态过程，生命是有开始、有终结的。

综合起来理解，生命就是身体持续对外呈现呼吸、心跳、体温等生命体征的过程。我们不能将生命的概念等同于身体的概念，仅仅有身体是不足以构成生命的，只有身体对外表现出种种生命体征的时候，我们才能观察到生命；当身体不再对外呈现生命体征时，生命也就结束了，而身体就成为了没有生命的尸体。

我们可以用一个煤油灯燃烧的过程来类比理解生命这个过程。当煤油灯没有点燃的时候，虽然有煤油、瓶子、灯芯，但是这个煤油灯与生命是没有类似的地方，它对外没有任何体征。而如果这个煤油灯被点燃之后，它就和生命有相似之处了。当油灯被点燃，灯芯将下面的煤油吸上去燃烧，对外发出光与热，类似于身体里面的能量被耗损而维持身体的运转，对外呈现出生命体征。煤油被燃烧完之后煤油灯熄灭、燃烧过程终止，类似于身体里面的能量耗损完而身体停止运转、生命终止。

☯ 中医的目的是改善生命的长度与质量。

生命是身体对外表现体征的持续过程，一般可以从长度与质量这两个维度来评估这个过程。生命的长度比较好理解，就是生命这个过程的持续时间长，我们都希望能"活得长"。生命的质量评估则是由人的主观感受来决定的。中医认为，一个人心情好、吃得好、睡得好、大小便正常、精神足，没有局部疼痛等不舒服的感受，这就是生命质量好。

当前医院的体检指标不能作为判断是否健康的唯一标准。比如，去医院做体检，有一些人体检指标都正常，但是人感觉很没劲、吃饭胃口不好，或者有失眠等情况，这在中医看来是有问题的；而另一些人体检有部分指标不正常，但是这些人的自我感觉很好，吃得好，睡得香，大小便正常，那么在中医看来，这些人反而问题不是很严重。

理解了生命可以从长度与质量这两个维度来衡量，我们也就理解了中医这门学科的目的，就是提高每个人的生命长度与质量。这就是为什么学习中医要先从"中医研究的是生命"这个问题开始思考，只有明白了生命是什么，我们才知道中医真正要做的是什么。无非就是帮助我们所爱的人，能活得长长久久、健健康康。

第二节　什么是气？

☯ **初始的能量让弹簧持续保持弹开、收缩的周期运动。**

在开始讲"什么是气"这个内容之前，我们先用一个弹簧的例子来理解"运动是需要能量来维持的"这个原理。我们将两个一模一样的弹簧放在桌面上：第一个弹簧是静止的；我们把第二个弹簧压缩之后再放开，则第二个弹簧就会在桌面上反复进行"弹开、收缩、再弹开、再收缩"的运动。第二个弹簧会运动是因为我们压缩它的过程中给了它能量，弹簧里面蕴含的能量、弹簧的整体机制让它保持运动。

☯ **气就是运转身体，让身体持续呈现出生命体征的整体能量。**

人死之前，身体对外有生命体征。人死之后，身体还在，却不再对外有生命体征。由此我们可以知道，人死之后与死之前相比，身体里面一定多了某种东西，中医认为这个东西就是"气"。气就是运转身体，让身体持续呈现出生命体征的整体能量。

☯ 用磁铁里面看不见的磁场来理解不可见的气。

很多人对气这个概念有困惑，最根本原因就是气看不见摸不着，不容易理解它是一个玄幻的概念还是实实在在的、可以研究的事物。那么我们用磁铁来辅助理解一下。一块磁铁是有磁场的，一块形状、大小一模一样的铁块是没有磁场的，磁铁相比铁块，就是多了那个看不见摸不着的磁场。人的身体也是类似的，如果有了肉眼不可见的气，可以维持身体运转，生命就继续；如果没有了肉眼不可见的气，没有能量维持身体运转，生命就终止了。

☯ 生命体中的气是客观存在的，中医研究的核心就是气。

依据气的定义，只要生命是一个客观事实，那么维持生命运行的气就是客观存在的，不是一个玄幻的概念。既然气客观存在，那么我们就可以研究气运行的客观规律。中医的目的是为了让生命持续时间长、运转状态好，那么就必须要研究维持生命运行的气，就必须搞明白气运行的客观规律。

只要理解了气是客观存在的，我们就可以用研究客观事物的手段来研究它，中医是一门学科，而不是一门玄学。确定了气是居于中医这个学科中核心的位置，我们就迈出了学习中医非常重要的一步。

第三节　为什么用气来命名？

☯ **中医的命名规律是借用生活中的某种事物来命名中医的某一种相似的概念。**

气就是运转身体，让身体对外表现出生命体征的整体能量。"气"这个字给人感觉就是跟空气一样，把握不住，虚无缥缈，那么中医为什么用"气"这个字来命名这个整体能量。这就涉及到整个中医理论体系的命名习惯。中医理论体系阐述的过程中，总是用自然界观察到的某种类似属性、类似状态的事物来命名中医范围内它需要命名的东西。

☯ **生命之气与空气的共同特点是生命时刻不能缺少它，但又看不见摸不着。**

自然界的空气有两个特点，第一个特点是人离开它很快就死了，第二个特点是看不见摸不着。而人体里面的生命之气也具备这两个特征。首先，气是运转身体的能量，如果气没有了身体就不运转了，对外也就没有生命指征了，其实就是生命结束了。所以生命是不能离开气而存在的。其次，身体里面的气，也是看不见摸不着的，我们不能直接观察到某个东西叫做气。按照中医的命名习惯，就是用自然界的气去命名身体里面运转的整体能量。中医的命名习惯有好处，也有坏处。好处是理解比较形象，坏处是容易产生误解与歧义，容易产生多义字与多义词，造成学习上的困难。我们后续学习中医过程中要注意多义词、多义字。

第四节 气是什么时候产生的？

受精卵产生则气产生，气持续维护人体，人死亡则气消亡。

生命之气是维护身体运转的整体能量，气没有了，身体就停止运转了，人就死了。人死的那一刹那，气这团能量就消散了。当我们知道了气是会消散的，那么我们就要分析气开始的时刻。受精卵一旦形成，生命就开始了，不管移植到哪里，出生的都是同一个人。这个人是男是女，有没有双眼皮，皮肤、头发是什么颜色等，都是在受精卵形成的那一时刻确定了的。按照"有生命就有气"的定义，人的"气"在受精卵形成时就产生了。受精卵中有气，受精卵在母体中吸收能量而逐渐发育成胎儿，胎儿离开母体之后吸收食物的能量而逐渐成长、成熟、衰老，所有这些过程中，气都是维持身体运转的核心。

☯ **生命之气不是呼吸之气。**

从受精卵开始生命就存在，在受精卵里面就有人的生命之气，而胎儿在娘胎里面是没有办法呼吸的，那么显然这个生命之气不是我们平时说的呼吸的空气或者氧气，这一点千万不能混淆。

第五节　气看不见摸不着，如何研究？

☯ **科学界用观察现象的方法来推理研究看不见摸不着的事物。**

气是维护身体运转的能量，任何时刻人的身体都不能离开气。反过来说，任何时刻气都是在人的身体中，不能将气从人的身体里面分离出来，然后告诉大家这就是气，更不可能对气进行独立的实验。既然气不能分离出来，气也是看不见的，那么，我们如何对气进行研究呢？

其实科学界研究看不见的东西是经常的事情。比如说，大家看到过万有引力吗？没有吧。大家看到的都是万有引力引起的现象，如万有引力引起的自由落体、行星椭圆轨迹、抛物线等。科学家通过观察与研究这些现象的规律，推测后面有一个万有引力的存在。科学界研究电磁波、磁场等，都是一样的方法，通过这些事情引起的现象来理解背后的电磁波、磁场。

☯ 中医也是用观察现象的方法来推理研究气，望、闻、问、切就是四种观察现象的方法。

气不可见，但是气推动身体运转所引起的各种现象是可见的，我们也可以通过这些现象来研究气的实际状态。望、闻、问、切的本质就是通过观察现象来理解气的当前状态。比如说望诊，看这个人说话细声细气的，中气不足，就是气的整体能量不足，这就是气的一种内部状态。比如说看这个人躁动不安，让他坐着他要站着，让他站着他要走来走去，这是气这团能量浮散在外，收藏不起来，就跟弹簧弹开之后收不起来一样。望、闻、问、切中的切脉，得到的就是脉搏跳动的现象，就是所谓的脉象。所以说，中医研究气的方法论与科学家研究其他肉眼不可见的事物是一样的，都是通过事物引起的现象来研究事物的规律。

中医是研究生命的学科，其研究的核心对象就是气，研究的方法论就是用观察气运转身体引起的现象来理解气的当前状态，这与其他任何科学研究是一样的。总结起来，中医研究的核心对象——气，是一个客观的东西，而研究方法论也与科学界的"观察现象来推测研究对象的规律"是一样的。

第六节　什么是形、气、神三位一体生命观？

☯ 神对身体健康影响很大。

中医研究的核心就是气，气是客观的，但是人的生命一定不仅仅是气，我们日常还有一个体会就是，精神对人的健康影响是很大的。我们如何理解精神与气之间的关系呢？下面我们举一个例子：几个人在一起喝下午茶，大家状态都很放松，也不担心什么事情，到了傍晚的时候，身体状态是很好的，不累；同样还是这几个人，还是在喝下午茶，也没有做什么特别的事情，但是精神处于紧张的状态，在等待一个有可能很坏的消息，到了傍晚的时候，身体状态会是很不好，很累的。从这个例子中，我们可以看到精神对身体、生命的影响。

☯ 形、气、神三位一体的生命观。

气是中医研究的核心，在这个基础上我们还需要完整理解精神对身体的影响，这里面涉及到一个身体、气、精神的关系，我们将这三者的关系称为"形、气、神三位一体的生命观"。这个生命观分三个层次：第一个层次称之为"形"，就是身体；第二个层次称之为"气"，就是我们前面说的生命之气；第三个层次称之为"神"，就是精神。"神"是比"气"更高层次的一个东西。

☯ 一支军队的战斗力包含三个层次：武器装备，军人，军魂。

用一支军队来类比理解。一支军队，也是可以分为三个层次的。第一个层次就是武器与装备，包括飞机、大炮、枪支、阵地工事、军营等，这些是硬件设备；第二个层次就是使用这些武器与装备的军人；第三个层次是军人的信仰、军魂等更高层次的升华。军人有没有军魂、有没有信仰，对军队的战斗力影响是非常大的。相同的一个军人小分队，相同的硬件设施，一旦这个军人小分队从没有信仰发展到有信仰，有了必须坚守的信念，有了必胜的信心，他们爆发出来的战斗力则是非常强的。

☯ 形体承载着气，气负责运转身体。神是气的升华，气是神的能量基础。

气是生命的核心，但是气需要有个地方存放，这就是身体，就是人的形体，形体可以说是气这团能量呆的地方。如果没有这个身体，气也就无从存在了。同样，身体的状况也取决于气的维持。如果气这个能量充足，身体的损伤可以修复，器官可以替换，人造的组织可以有效运转；而如果气这个能量不足，即使是自己原装的身体也会得不到维护而破败。进一步思考，受精卵形成的时候，生命之气就存在了，后面的形体形成，都是气这团能量组织已经有的形体，不断吸收新的能量而长出来的。形体是气的容器，有身体没有气，就是一具尸体。身体如果完全损坏，气没有地方保存，生命也就停止了。

气是神的能量基础，神是气的高一个层次的升华。气的能量还有，但是神没有了，一个人没有了生存的欲望，生命也会丧失。一个人，有生存欲望，但是气的能量基础逐渐没有了，也就油尽灯枯了，生命也快终止了。

气负责运转身体,气又是神的能量基础,所以我们说气是研究生命的核心。气的能量足,气的运转符合它原有规律,则形体与精神都会好。我们研究中医,从气开始,以气为研究核心,这是最根本的方法。

第二章
建立气运动的模型

第一节　气是如何运动的？

☯ **能量的状态可以是静止的，也可以是变化运动的。**

我们来看静止状态能量的例子：一堆煤炭放在那儿，如果燃烧起来，煤炭的能量是可以对外释放的。但是，煤炭没有燃烧之前，煤炭是没有变化的，煤炭的能量也是没有变化的，这就是静止的能量。

我们接着来看运动状态能量的例子：观察一个正在桌面上周期性弹开、收缩的弹簧。随着弹簧的运动，弹簧里面蕴含的能量状态也是在变化的。弹簧弹出去的时候，能量就弹出去，从收缩的势能状态，经过中间的动能状态，最后变成了弹开状态的势能。弹簧收回来的时候，能量就收回来，从弹开的势能状态，经过中间的动能状态，最后变成了收缩状态的势能。

☯ 气的运动包含两个特点，整体的一气盈缩与任何局部的盈缩。

气是生命的能量支撑，而所有生命状态都呈现出一种周期性循环变化的模式，因此气这种能量的运行方式，也应该是周期性循环变化的。在白天的时候，生命就呈现出旺盛的状态，而晚上的时候，生命就呈现出休息的状态。气的运行也是遵循白天扩张，晚上收缩的规律。如果将这种规律用最简单的模型表现出来，就是盈缩模型。

气的整体运动是一段时间往外扩张，然后接着一段时间往里收缩，扩展与收缩周期性交替进行的运动。气的这个运动特点我们称之为整体的"一气盈缩"，是气运动的第一个特点。

气运动具备的第二个特点是在任何局部都是往外扩张与往里收缩同时出现的情况。如果我们对气的运动进行细分研究，就会发现不管在哪一个局部，都有一部分气在往外发散、一部分气在往里收缩。人之一气作为一个整体，同样是一部分气在往外发散，一部分气在往里收缩。当往外发散的气多于往里收缩的气的时候，人之一气整体就往外膨胀，比如上午的时候人之一气就是整体发散的。当往外发散的气少于往里收缩的气的时候，人之一气整体就往里收缩，比如下午的时候人之一气就是整体收缩的。

我们可以参考沙滩上的海浪来理解气运动的这两个特点。沙滩上的海浪也有两个运动特点：第一个特点是整体的涨潮落潮；第二个特点是任何时候海浪都是一部分在上面的浪花往海岸冲击，一部分在下面的海水往大海流回去。涨潮的时候，往海岸走的浪花比往海里回流的海水多，海平面就涨起来了；退潮的时候，往海岸走的浪花比往海里回流的海水少，海平面就落下去了。从海浪的整体与局部运动来看，我们就更容易理解气的整体盈缩与局部任何地方都有盈缩的特点。

☯ **在气最里面观察，气运动的模型是升降；在气的边界观察，气运动的模型是出入。**

气的基本运动模型是盈缩，也有很多时候说气的运动是升降、出入的。这是因为描述的立足点不同。如果站在气的外面观察气的运动，气是在膨胀与收缩的交替中运行。如果是站在气的最里面观察气的运动，气是在不断上升而离开，然后又下降而回来的过程，就是一个升降的过程。如果站在气的边界来观察气的运动，气膨胀是出去，气收缩就是进入，气的运动就是一个出入的过程。不管如何描述，气的运动都是客观在那里的，不会因为描述的不同而有不同。

第二节　什么是中气、阴阳？

中气就是一气的别称，又称之为"中土""土气"。

气运动模型建立之后，我们要对气进行细分研究，就会衍生出很多概念。首先是中气的概念。中气就是整体一气的一个别称（图2-2-1）。比如说，一个人中气不足，其实就是说这个人整体一气的总能量不足。中气有的时候又叫中土，有时候又叫土气，这样的命名又是与中医的命名习惯有关。土在自然界的特点是它能孕育生机，能产生无穷无尽的变化。而人之一气在运转整个身体，它是身体产生生机的源头，同样也会推动生命产生多种多样的变化，所以就把人之一气又称为中土或者土气。

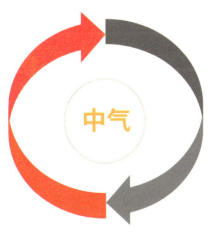

图2-2-1　中气

> 气的升散趋势是阳,气的降敛趋势是阴。处在升散趋势的气也称阳气,处在降敛趋势的气也称阴气。

先理解一下气运动的模型,气运动包括整体的盈缩与任何一个局部的运动。气的局部运动表现:在任何时候都有一部分气往上走,一部分气往里缩。如果用一个图形来描述局部运动,就是一个圆圈的图形。圆圈的左边箭头往上升,右边箭头往下降,形成一个环。这个环其实就是气运动的一气周流模型(图2-2-2)。

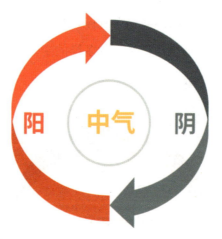

图2-2-2　气运动模型

在这个模型上,阴与阳的概念就产生了。左边箭头表示的是气往外扩散、往上走的运动趋势,称之为气的阳的运动趋势。右边箭头表示的是气往里收敛、往下走的运动趋势，我们称之为气的阴的运动趋势。处于上升过程中的气称之为阳气，处于下降过程中的气称之为阴气。这就是阴与阳、阴气与阳气的定义。

☯ 阴阳相互转化其实就是对气的周流运动中状态变化的描述。

我们再来理解平时说的阴阳相互转化、阴阳相生的概念。左边往上升的气叫阳气，它升到气周流的顶点，下一阶段就会往下降。在最顶点的时候，在顶点的左边它还是阳气，过了顶点它就变成阴气了，这就是阳气转化为阴气。在最底点的时候，在底点的右边它还是阴气，过了底点它就变成阳气了，这就是阴气转化为阳气。这个相互转化其实不是气发生了变化，而是因为气处在运动的不同位置，所以给它起了不一样的名字。

我们用海浪模型来辅助理解：当一个海浪向沙滩前进的时候，在上面的海水是从海的深处往沙滩走的，而在下面的海水是从沙滩往海的深处走。在上面的称之为浪花，在下面的称之为海水，当浪花打到沙滩上之后，就转变为海水，流回到海的深处；而在海的深处，海水又会向沙滩涌去，重新变为浪花。不管称之为海水还是浪花，海浪在沙滩边反复运动的状态是不会变的,只是因为海水在不同运动趋势、不同位置的时候取的不同名字而已。

第三节 什么是四象、五行?

☯ **四象就是将气按照周流运动的模型划分为四个部分。**

参考气运动的周流模型,一部分气往上升,一部分气往下降,形成一个周流的环。按照气在这个周流的环中所处的位置进行划分,就得到了四象的定义。上升到一半、还在快速往上生长状态的气称之为木气。上升到最上面的、处于发散状态的气称之为火气。下降到一半、还在快速往下收敛状态的气称之为金气。收敛到最下面的、处于闭藏状态的气称之为水气(图2-3-1)。

☯ **木、火、金、水是气的四种不同状态,是按照中医命名习惯对一气进行命名的结果。**

中医用自然界的类似属性的事物来命名中医的概念与名词。树木是自然界生长最快的典型,处于生长状态最快的那部分气就命名为木气。金属是凉的、收敛的,对于收敛速度最快状态的气,命名为金气。火是热的,发散到上面、能量处于发散张开状态的气，命名为火气。水总是往下走、闭藏在下面的，对于闭藏状态的气，命名为水气。这些名词都是对一气的命名而已，本质还是一气。

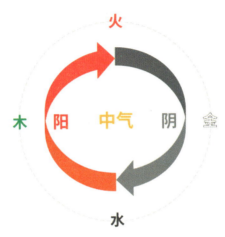

图2-3-1　四象的中气周流运动模型

☯ **火气向金气转换的中间增加一个土气状态，四象就演变为五行。**

人之一气就叫中气，也叫中土、土气。可以把中土之气的状态理解为充满能量的，缓缓运转的一种状态。火气是往上升发到最上面的状态，金气是往下收敛的状态，则火气与金气之间必然有一个停止上升、准备下降的状态，这个状态也是一个有能量的、运行缓慢的状态，与中土之气的状态最类似，所以也用土气来命名将这部分气。增加了这部分气的命名，就将气按照运动的周流模型划分为五个部分，一气就被划分为五个部分，分别是木气、火气、土气、金气、水气，这就是五行的概念。增加了五行的概念，土气就成了多义词，一个含义是整体的一气，一个含义是一气分为五个部分之后火气向金气转换的那部分气（图2-3-2）。

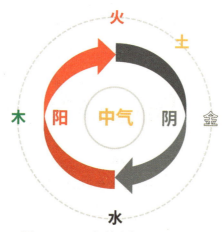

图2-3-2　五行的中气周流运动模型

第四节　什么是一年五季？

🉐 天地一气与人之一气符合相同的运动模型。

为了进一步加深对四象与五行的理解，我们来参考一年四季中天地一气状态与属性的变迁过程。从能量运动的角度看，我们的外部环境也是有能量的，这些能量也是有盈缩的基本运动规律的。这个外部环境，我们经常统称为天地，将天地之间的这个能量也统称为天地的一气。天地一气的运作规律与人之一气的运作模型是一样的，都是持续在进行一气盈缩的运动（图2-4-1）。整体能量在春夏的时候往外涨，然后秋冬的时候往里缩。春夏能量往外走的时候，山洞里是很凉快的；秋冬能量往里缩的时候，山洞里是很暖和的。

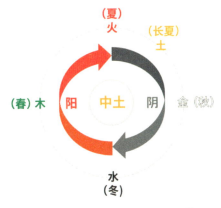

图2-4-1 天地一气的运作规律

☯ 天地一气也可以按照运动模型与阴阳、四象、五行概念对应。

天地一气的运动，按照一年时间是可以与阴阳、四象、五行概念对应起来的。第一个对应就是阴阳，阳就是能量往外散，对应的是上半年；阴就是能量往里收，对应的是下半年。第二个对应就是四象，春天对应木气，夏天对应火气，秋天对应金气，冬天对应水气。第三个对应就是五行，春、夏、长夏、秋、冬对应木、火、土、金、水。五行与天地一气的一年时间对应起来，就是一年五季。

第五节　什么是五行的相生相克？

☯ **木生火、火生土、土生金、金生水、水生木，五行相生是指一气运动的状态变化。**

气运动的客观模型就是部分气往上升，过段时间，这部分往上升的气就到了外面，上升的气为木气，在外面的气为火气，就是木气过一段时间就变成了火气，就是木生火。按照一气运动的模型，按照气在时间上状态变化的顺序，中医命名了木气、火气、土气、金气、水气，所以五行相生的顺序就是木生火、火生土、土生金、金生水、水生木。在明白了中医研究的对象是气，气是客观存在的，气是运动着的，气因为运动而产生的五行概念，那么五行相生（图2-5-1）自然就可以理解了。

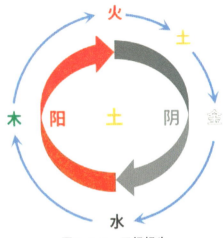

图2-5-1 五行相生

☯ 木克土、土克水、水克火、火克金、金克木，五行相克是指气的不同部分相互制约的关系。

生命之气是一个复杂运动组合在一起的，部分气负责往外发散，部分气负责往里面收敛，部分气发散在外面，部分气闭藏在里面，我们依据这一气不同部分的特性给它们命名了木气、火气、土气、金气、水气。每一部分气都是与其他部分气在一起，维护着这个气的整体运行，这些不同部分气的相互制约、相互辅助的关系就是五行相克。五行相克是指气的相互制约的关系（图2-5-2）。

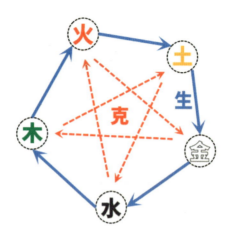

图2-5-2　五行相克

以金克木这个例子来详细说明一下：金气克木气，木气的特性就是往外发散、往上升，如果没有气的其他方面辅助的话，顺着木气的属性，一气向外发散的趋势不停下来，整体一气就会发散到没有边界，最后消散掉。这个时候，金气是负责收敛往里面走的，在金气的配合下，木气往外走，金气往里走，一气就处于一个平衡的状态。这个金气收敛让木气不太过发散的机制，我们给它取了一个名字，称为金克木。

在金气与木气的关系中，其实有三种称呼。正常情况下，木气与金气的力量平衡，木气发散，金气收敛，我们称之为金克木。如果木气与金气的力量不平衡，金气的力量大于木气，我们称之为金气乘木气，乘胜追击的"乘"。另外一种木气与金气的力量不平衡，木气的力量反过来大于金气，我们称之为木气侮金气，侮辱的"侮"。同理，木克土、土克水、水克火、火克金、金克木，克就是相互辅助，侮就是反过来太强，乘就是正向的太强。

☯ 五行的相生相克都是基于气的概念，不是基于物质的概念。

有一种典型的错误解释五行相生的说法，说的是木材燃烧生成火，火烧了木头成为灰土，土中有金属矿物，销金可以为铁水、铜水，水能灌溉树木。这样的说法子之所以错误，是因为没有将木、火、土、金、水的定义搞清楚。木、火、土、金、水不是现实世界的五种物质，而是用现实世界五种物质的属性特点来命名的气的五种状态。现实世界的五种物质是不可能相互演变的，也与生命没有关系。比如说，金属熔化成为的铁水，长得出树木来吗？如果长不出来，这个变化是不是就停止了呢？还有就是，身体里面可以看到木头、火焰、泥土、金属这些物质吗？看不到吧。这样的错误解释，最主要原因还是没有抓住中医研究的核心——气。

第三章
气的模型与人体的对应关系

第一节 什么是脏腑？

☯ 中医概念的脏腑是气的大本营。

一支军队成立之后，首先要安营扎寨，要搭建军营作为军队活动的大本营，作为军队活动的基地。不同军队分支需要有不同的大本营，例如炮兵就需要炮兵阵地，海军就需要海军基地等。气这团能量也是一样的，一旦产生了，就需要产生出自己的大本营，作为自己活动的根基。一个人的生命之气是在受精卵产生时就产生了。气开始运转，就需要气的大本营，气的不同部分也需要不同的大本营，这就是中医概念的脏腑。

人体一共有十二个气的大本营，是为六藏六腑（图3-1-1）。

六藏	六腑
肝 心 心包 脾 肺 肾	胆 小肠 三焦 胃 大肠 膀胱

图3-1-1　六藏六腑

人体之气运转过程中，按照气的功能划分，可以分为十二个大本营，也称之为六藏六腑。其中六藏是肝、心、心包、脾、肺、肾，六腑为胆、小肠、三焦、胃、大肠、膀胱。我们常用大本营的名称来称呼其主要存储的气。例如，肝这个大本营里面存储的称之为肝气，胆这个大本营里面存储的是胆气。

☯ **中医概念的脏腑不是解剖对应的特定器官。**

中医概念的脏腑是气的大本营，这个大本营包括对应解剖器官及这个器官周围区域的组织、血管等，所有参与承载了这部分气的组织，都是大本营的一部分。

我们用胆结石的例子来理解中医概念的脏腑与解剖器官的差别。胆这个大本营是胆气存储的地方，包含胆囊周边的胆管、血管、整个区域的组织，都是胆气的大本营。胆结石其实就是胆气在这个大本营区域运行过程中出现了异常，最后体现在胆囊里面长结石了。如果这个时候治疗是把胆囊切掉，而没有去疏通胆气的运行，胆气运行依然异常、胆气的郁阻依然存在的情况下，那么在胆气大本营里面依然会长结石。最经常出现的就是在胆管周围去长结石。这说明中医概念的胆就不仅仅是胆囊这样的一个器官了，胆管也是属于中医概念里面胆这个大本营的。

还要说明的一点是，中医概念中的脾和西医所说的脾脏是完全不同的，脾脏并不是脾气的大本营，这一点在学习的过程中要千万注意。

第二节　五行与五脏六腑如何对应？

理解脏腑与五行的对应，理解脏腑之气的各自属性。

人之一气的运动符合一气周流的模型，依据这个模型气可以划分为阴阳、四象、五行等不同部分，每一部分有不同的运动属性。人之一气在身体里面有六藏六腑一共十二个大本营，人之一气也按照大本营划分为十二部分。理解每一个脏腑之气与五行的对应关系，就可以理解每一个脏腑之气的运动属性。

一气周流模型中，我们把在中央部位的气称为土气，把在周围区域围绕土气运行的气称为"四象之气"，也就是木气、火气、金气、水气。中土之气本来是人之一气的别称，我们把中央部位的气称为土气，是因为这部分气代表了气产生的源头，同时也负责推动人之一气的转动，是一气周流的驱动力。为了体现这部分气的重要性，我们用土气来称呼它。土气的两个大本营是脾和胃，因为它们的重要性，所以平时又称脾胃之气为中气。木气位置在左边，木气的大本营是肝和胆。火气的位置在上面，火气有四个大本营，分别是心、小肠、心包和三焦。金气位置在右边，金气的大本营是肺和大肠。水气的位置在下面，水气的大本营是肾和膀胱（图3-2-1）。

土气大本营脾和胃的位置是在中央，为什么阐述五行的时候土气在右上角呢（图3-2-2）？在一气周流的模型中，土气的位置本来就是在中央，而四象之气围绕中土之气转动。只是因为火气向金气转换的中间状态与中土之气的状态最类似，所以在讲五行的概念时，借用了这个状态来描述土气的状态。在平时讲到土气的时候，都指的是大本营在中间的这个土气。

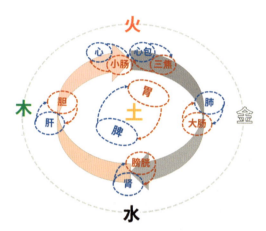

图3-2-1 四象之气与脏腑的对应关系

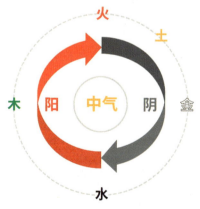

图3-2-2 五行中土气的状态

第五节 五脏六腑如何运行?

☯ 土气是一气周流的驱动力,脾气推动一气上升,胃气推动一气下降。

一气周流有两个大的运动方向,一个方向是推动人之一气上升发散,另一个方向是推动人之一气的下降收敛(图3-3-1)。土气是推动一气周流的驱动力,同时推动气在这两个方向上运行。土气的大本营是脾胃,脾是脏,胃是腑,脾气驱动人之一气上升、发散,胃气驱动人之一气下降、收敛。

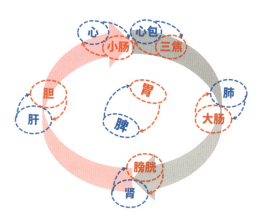

图3-3-1 一气周流的两个运动方向

☯ **肝气顺着木气上升，胆气逆着木气下降。**

人之一气的整体有上升与下降两个大运动趋势，在每一个局部也是有两个运动趋势的。木气的整体运动是上升的，而木气里面也包含了两个运动趋势，一个运动趋势是顺着木气行走方向而上升，另一个运动趋势是逆着木气行走方向而下降。木气的大本营是肝胆，肝为脏，胆为腑，肝气是木气上升部分，胆气是木气下降部分。

☯ **脏气推动一气顺着周流走，腑气推动一气逆着周流走。**

在一气周流模型中，每一对脏腑都有一个运动的大方向，在这个运动大方向里面局部又有一个小循环周流，脏气就是顺着这个大方向走的气，腑气就逆着这个大方向走。水气与木气的运动大方向是上升。水气的脏为肾，木气的脏为肝，则肝气与肾气是上升的。水气的腑为膀胱，木气的腑为胆，则膀胱之气与胆气是下降的。火气与金气的运动大方向是下降的。火气的脏为心与心包，火气的腑为小肠与三焦，则心气与心包之气是下降的，小肠之气与三焦之气是上升的。金气的脏为肺，金气的腑为大肠，则肺气是下降的，大肠之气是上升的。

☯ 心与心包合称一脏，则为五脏六腑。

肝、脾、肾这三脏上升，心、心包、肺这三脏下降，胆、胃、膀胱这三腑下降，小肠、三焦、大肠这三腑上升，这就是六藏六腑的运转规律。形体上心与心包是紧密在一起的，经常被当作一脏，所以气的脏腑大本营经常被俗称为五脏六腑。

第四节　什么是经络、营卫？

☯ 在体内气储存在脏腑大本营，在身体上气循行的路线为经络。

一支军队守护一方领土，大部队驻扎在军营里面，小分队在辖区范围内巡逻，小分队巡逻有固定的路线。人之一气运转与滋养全身，大部分气储存在脏腑里面，小部分气在身体上循行，小部分气循行也有固定的路线，这个路线就是经络。经络就是气在身体上循行的路线。

☯ 在内为六藏六腑，在外则为十二经络。

在里面，气按照脏腑的归属而分为六藏六腑一共十二种属性，在身体上的循行路线也按照这个十二种属性分类而分为十二段,这就是十二经络。六藏六腑的名字也就是十二经络的名字,对应脏腑与对应经络中行走的是相同属性的气。十二经络的名称为肝经、胆经、心经、小肠经、心包经、三焦经、脾经、胃经、肺经、大肠经、肾经、膀胱经。

☯ **经络中循行的气也有一个小循环:营气外发,卫气内收。**

气的任何一个局部都有一个小的周流运动,一部分向外发散,一部分向内收敛。气在经络里面也是一样有周流运动。从经络里面往外走、往外散的气称之为营气。发散在外弥漫全身,接下来往里面收敛的气称之为卫气(图3-4-1)。营气与卫气是气在经络中循行时候的一个细分别称。

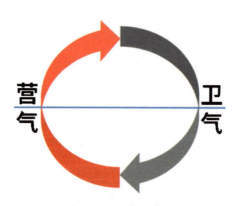

图3-4-1 营气与卫气

第五节 气与骨、筋、脉、肉、皮有什么关系?

☯ **肾主骨,肝主筋,心主脉,脾主肉,肺主皮。**

中医把人的身体划分成五个部分,分别是骨、筋、脉、肉、皮。骨头支撑起身体的框架,筋膜将框架粘连起来,血脉将气血输送到身体的各个部位,肉负责将身体填充起来,皮负责将身体包裹起来(图3-5-1)。

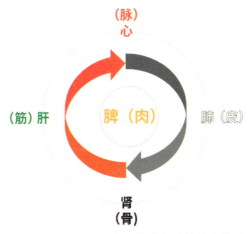

图3-5-1 五脏之气与身体各部分的对应关系

气负责运转身体,气的不同部分主负责运转身体的不同部位。按照气的属性可以将气分为五行,也就是五脏之气,它们分别负责身体的不同部位。肾气主负责搭建骨头框架，肝气主负责筋的生长，心气主负责运送能量的血脉，脾气负责肉的填充，肺气负责皮毛的包裹。

人之一气负责滋养和运转整个身体，依据身体不同部位的症状可以判断气不同部分的异常。例如，肝负责筋膜的滋养和生长，如果一个人有抽筋的症状，则是肝气出了问题。如果一个人肌肉消损，不知原因的一块肌肉萎缩了，就是脾气出了问题。如果一个人有皮肤病，则肺气一定存在问题。

第六节　气与五官如何对应？

五官是身体对外开的窗口，五脏之气各自负责五官。

五行之气各自负责骨、筋、脉、肉、皮，人的身体就成型了，接下来人需要感受外界各种各样的信息，需要对外的窗口，五官就是人与外界打交道的窗口。五官的正常运转也是依靠气的能量，五脏之气分别主负责五官中的一个部分。

嘴巴、食管、胃、小肠、大肠这一整个通道都是食物消化吸收的系统，脾胃之气是这个系统的最主要因素，俗称"脾开窍于口"。鼻子、气管、肺这一整个通道都是空气被补充到体内的系统，肺气是这个系统的最主要因素，俗称

"肺开窍于鼻"。说话是由心神来决定所说的内容之后由筋来牵引舌头完成的,俗称为"心开窍于舌"。眼睛和耳朵都是与信息接收相关的器官。眼睛主要是往外看东西,主要是人主动控制的,所以它跟肝气主动、升发、释放能量相关,这就是俗称的"肝开窍于眼"。耳朵是吸收信息的,是一个收藏的能量相关,与肾气的特点最类似,这就是俗称的"肾开窍于耳"(图3-6-1)。

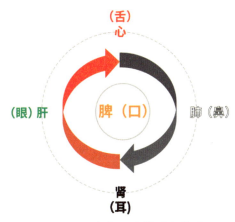

图3-6-1 气与五官的对应关系

任何一个气的局部都是有气的周流的,都是有五脏之气的,理解五脏之气与五官的关系不能机械对应,对应关系可以支撑我们做部分的诊断判断,但是也要根据实际情况来综合考虑。例如,眼睛特别干涩,这个时候可以判断是肝气不足,这个是对应得比较好的例子。耳朵的听力慢慢减弱,这时候是人之一气能量不足的表现,把它归在肾气不足也是可以的。而如果突发性耳聋,就不是肾相关,往往是胆气郁阻不能降导致的。早上起来口苦,就不是心的问题,而是胆气郁阻不能下降的问题。

第七节　气与精、血、津液有什么关系?

☯ 精、血、津液是气的载体。

身体由骨、筋、脉、肉、皮组成,这些身体的组成部件需要气的滋养,而承载气去滋养身体各个部分的是体内的各种体液。水被脾胃吸收之后转化为身体里面的体液,成为气滋养身体的载体,依据体液所承载的气不同,可以将这些体液分为精、血、津液。

人之一气可以分为两大类:一类是正在参与一气周流过程的气;一类是短期内不参与一气周流、处于储存状态的气。人体通过脾胃吸收了食物的精华之气之后,首先供应人体运转需要的一气周流,如果有多余的则作为精的形态储存起来,体液如果承载了存储状态的气、暂时不参与一气周流,则称之为精。

在一气周流的运动模型中,气分为两大类:一个是处于升发状态的气;一个是处于收敛状态的气。体液如果承载升发状态的气,则为血;体液如果承载收敛状态的气,则为津液。

第八节 食物是如何补充气的?

🜛 食物精华之气被人体吸收分三个步骤:胃气受纳,脾气消磨,肺气收敛(图3-8-1)。

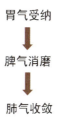

图3-8-1 食物精华之气的吸收

气在运转身体的过程中,会产生能量的损耗,而人体则通过吸收食物能量来对气的能量进行补充。食物被人体吸收的第一步是将食物受纳到胃里面。在胃气的推动之下,食物从嘴巴进入,经过食管而被受纳到胃里面。如果胃气有问题，胃气不能顺利下行，人就会吃不下东西，或者容易恶心，或者东西吃下去容易吐出来（图3-8-2）。

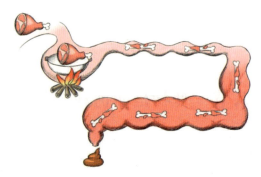

图3-8-2　食物精华之气吸收示意

食物被人体吸收的第二步是将食物消磨。脾气推动人之一气往上升、往外发散，气在往上升、往外发散的过程中，能量就被释放出来了，受纳到胃里面的食物就被消磨。胃里面受纳着食物，类似于砂锅里面装着米与水。脾气运转能量释放来消磨食物，类似于在砂锅下面烧火将水与米煲熟而成为粥。吃东西之后消化慢，就是脾气的问题。

食物被人体吸收的第三步是将精华吸收。食物被脾气消磨之后，精华与食物渣滓就可以分离了，就可以被人体吸收了。食物精华之气与人之一气要结合，应该与人之一气最发散的部分结合。一气周流中，心气是处于最发散的状态，心气的下一阶段是转为肺气而收敛,所以食物精华与人体结合是在心气的位置。食物精华之气与人之一气结合之后,由肺气来负责收敛食物精华之气到人之一气,并依据食物精华之气的属性输送到一气周流的具体位置中。如果吃饭与消化都没有问题,但是人很瘦,这就是食物精华之气收敛不足的问题,即肺气的问题。

☯ 食物被消磨之后的渣滓往下传递则成为大便。

食物被受纳到胃里,被脾气消磨,消磨之后的渣滓就会顺着大肠、小肠往下走,一边走一边继续被吸收。经过大肠之后,吸收剩余的渣滓就成为大便被排出体外。

☯ 水被消磨吸收之后,成为精、血、津液与小便。

水被喝进胃里面,经过脾气的消磨,水气就会渗透到人体里面,形成体液。形成人体里面的体液有四种状态:第一种是与升发之气结合而成为血;第二种是与收敛之气结合而成为津液;第三种是与储存状态的气结合而成为精;第四种是不与任何气结合而成为没有用处的水。没有用处的水有两个出路,一个是通过出汗排出去,一个是往下渗透进入膀胱而成为小便,通过小便排出去。精、血、津液里面的气如果被耗损了,液体不再承载气了,就会成为没有用处的水,也会通过出汗与小便的方式被排出体外。

第九节 食物的糟粕如何形成大、小便？

☯ 大便正常形成与排出涉及胃、脾、大肠、肝。

食物精华被人体吸收包含胃气受纳、脾气消磨、肺气收敛三个步骤。食物的精华被吸收之后剩下的食物渣滓往下传到了大肠里面。大肠是金气的大本营，大肠之气的属性是金气的收敛，大肠将食物渣滓储存在里面继续吸收，食物渣滓就逐渐干燥而形成大便。大便在大肠里面停留，然后在肝气的作用下逐渐排出体外。肝气对人之一气的作用是往上升、往外发散，大便的排出也是肝气作用的结果。

如果脾气的消磨能力弱，食物不能充分被消磨，没消化的食物与不能被消磨的水一起进入大肠往下走，就会出现便溏、拉肚子的症状。如果肝气弱不能让大便定期排出，则大便在大肠里面停留太久，过于干燥就会出现羊粪状。

☯ 小便正常形成与排出涉及胃、脾、肺、膀胱、肝、肾。

水被吸收之后在人体里面如果没有与气结合则是没有用处的水。体内的水往下渗透进入膀胱而成为小便，这个时候肾气负责收敛住小便,肝气负责往外疏泄小便。如果肾气弱则膀胱里面有一点小便就想上厕所。如果肾气非常弱,则身体里面不仅废水会渗透进入膀胱,有用的津液也会进入膀胱,则小便会量很多而且清透没有颜色,甚至会出现小便起泡沫的情况。

第四章
中医治疗疾病的原理

第一节　人为什么会生病？

☯ 气是运转身体的能量，能量正常则身体正常，生病的根因是气这个能量不正常了。

先来思考这样一个场景：第一个人喝了一杯冰水后拉肚子了，而第二个人喝了同样一杯冰水没有拉肚子。思考这个场景，我们就理解了冰水不是拉肚子的原因。第一个人脾胃之气能量弱，不能消化那杯冰水，冰水直接往大肠传递，从而导致拉肚子。第二个人，脾胃之气能量强，将冰水消化吸收了，就没有拉肚子。总结起来，冰水不是拉肚子的根因，人的脾胃之气弱才是拉肚子的根因。

这样我们就得到了中医对于生病原理的最核心理念——本气自病。气是运转身体的能量，人之一气如果能量充足，则它运转身体就正常，身体各个部分对外表现就正常。身体某个部分出现问题的，根本原因是负责运转这部分身体的气出现了问题。

☯ 气出现异常，则会在形、气、神三个层次表现出症状。

气异常可能会导致神志出现问题。我们看范进中举的例子：范进很早中了秀才，但是多次考试都没有中举人，最后一次借钱参加考试的过程中还被羞辱了一番，也没有认为自己会考中举人。在这样心情憋闷、气的运行也很不顺畅的情况下，范进突然得知自己中了举人，异常高兴，导致气上冲到头部之后不能按照一气周流的规律正常往下降，气郁阻在头部，影响到神的运行，高兴过度则出现了疯癫的情况。这就是气异常导致了神志异常。治疗也很简单，就是让范进他老丈人打了他半个巴掌，吓唬了他一下。一被吓唬，范进的气往下一缩，气不再郁阻在头部，疯癫的病就治好了。

气异常的早期阶段，可能形体上还没有症状，但从中医的角度看，已经是存在问题了。例如，有的人到医院去体检，所有的体检指标都显示正常，但不能说明这个人没有任何问题。医院的体检用的是化验、显微镜等手段，其实都是在观察形体层面。体检指标正常，其实就是形体这个层面的东西是正常的。如果这个人有失眠等问题，很可能在形体层面没有什么明显的异常，但是在气这个能量层次有可能出现了问题。这种情况，中医是认为这个人生病了，也是可以治疗的。

身体上的有形病灶是因为气长期异常导致的。首先气不正常，气运转身体也就开始不正常，气在某个部位产生郁阻，时间长了，就会造成局部形体的改变，最后形成形体上的一些病灶。这个时候治疗就不仅仅要针对有形的病灶，还需要针对这个有形病灶所形成的原因，也就是要针对气的郁阻情况。

☯ 日常认为细菌、病毒是感冒的根因，这个观点是不对的。

我们再来看一下流感的例子：一场流感来了，同一个办公室里，有的人不感冒，有的人感冒轻症，有的人感冒重症。病毒散布在一个办公室里面，每一个人接触病毒的机会都是一样的，为什么每个人的反应不一样，这跟每一个人的身体当前状态是相关的。如果一个人的气很充足，能量充足则抵抗力强，接触病毒就不感冒或者即使感冒也是轻症。如果一个人的气很弱，能量不足则抵抗力弱，接触病毒就会导致感冒重症。

日常生活中，每个人每时每刻都接触很多的病毒与细菌。一个人如果气运转身体正常，身体不具备让这些病毒与细菌大量繁殖的环境，则不生病。一个人如果气运转身体不正常，身体存在局部的异常，这些出现异常的角落特别适合病毒生长，病毒大量繁殖滋生之后，这个人就会在身体上表现出各种症状出来。气运转的异常是根因，最后表现出来的症状是结果。治疗一定要针对根因治疗，而不是仅仅去解决症状。

大部分人身体里面平时也有很多的病毒和细菌，如果气运转正常则这些病毒和细菌会受到身体免疫功能的抑制，这时候人就不生病。如果这个人淋了一场雨，或者吹了空调的冷风，体表之气先运转不顺畅，进而影响了整个身体的气的运转。气运转不顺畅导致细菌、病毒在身体的某个地方大量繁殖，最后就出现了各种感冒的症状。看起来是淋雨或者吹空调导致的感冒，实际上是淋雨或者吹空调导致气的异常，气的异常导致病毒大量滋生，最后出现的感冒症状。

第二节 什么是虚？什么是实？

☯ 气不足则为虚，气郁阻则为实。

要理解这个问题，我们先来看一个河道模型的例子：在一个河道里面，正常的情况下，应该水量非常充足，水的流动也很顺畅。虚就是河道中的水少了。实就是河道中某个地方有泥沙、垃圾之类的东西阻碍了水的流动。水因为郁阻而堆积在河道的某个地方，形成局部水多而蔓延出河道的状态，就是实的状态。

气运动的模型是一气周流，气时时刻刻在周流中运转身体。气的正常情况是气的总量很充足，而且运转没有郁阻的地方。气出现异常可以分为两类：一类是气不足，称之为虚；一类是气郁阻，称之为实。气郁阻在身体的某个地方，在那里郁阻停留，这部分没有顺着一气周流运动的气称为邪气。邪气也是气的一部分，是当前处于郁阻状态的气。如果用治疗手段将气的郁阻去掉，这些邪气则继续参与一气周流，就恢复为正气了。

☯ **有先虚而后实，有先实而后虚，虚实夹杂是气异常经常有的状态。**

虚是气不足，也称为正气虚。实是气郁阻，郁阻则正气变为邪气，所以实也称为邪气盛。一个人生病，往往是虚与实的情况同时存在。气不足则气在身体中流动不足，就有可能在身体的某个地方导致气郁阻，这就是因虚而导致实的情况。气在身体的某个地方郁阻，这些郁阻的气不能参与后续的一气周流，参与周流的气就不足了，这就是因实而导致虚的情况。先虚而后实，先实而后虚，最终都会导致虚与实同时存在，即虚实夹杂。

我们继续看河道模型中的水流情况来理解一下这个概念：如果开始出现虚的情况，就是河道里面水少了，因为水的流动不足，河道里面就容易有泥沙、垃圾堆积，后续迟早会导致河道淤堵、河水停滞，在局部出现实的情况，这就是先虚而后实。如果一开始出现实的情况，就是突然的泥石流之类的淤堵住河道，则河水停滞而处于实的状态，河水漫延而浪费，则下游的水就少了，就出现了虚的情况，这就是先实而后虚。

第三节　1264临证法如何指导治疗？

☯ 1264临证法将气的异常细分为十三种类型。

气的异常分类见表5-3-1。

表5-3-1　气异常的分类

虚	1	中气虚
	2	阳虚　阴虚
实	6	营卫不和　脾湿　胃燥　肝风　胆火　肺逆
病理废物	4	食积　水气　血瘀　痰饮

气出现异常的两大分类就是虚与实,具体诊断治病需要更加细致的分类。在深入理解中医经典、黄元御老师著作、多个临床大家经验的基础上,按照气运动的脏腑经络模型,我们将气的异常分为十三种。"1"为中气虚。"2"为阳虚与阴虚两种情况。"6"为六种邪气,是气的六种主要郁阻,分别是营卫不和、脾湿、胃燥、肝风、胆火、肺逆。"4"为四种病理废物,是会影响到气运行的一些形体层面的异常,分别是食积、水气、血瘀、痰饮。用这十三种异常作为诊断的标准,并指导后续治疗的方法,我们称之为1264临证法。

☯ 第一大类是虚,包括中气虚、阳虚、阴虚。

中气虚就是人之一气的整体不足。阳虚就是气的上升、发散趋势不足,是处于上升状态中的阳气不足。阴虚就是气的下降、收敛趋势不足,是处于下降状态中的阴气不足。虚会导致实,实也会导致虚,人生病的时候,大部分都有虚的情况。中医治病是让气恢复到充足而流动顺畅的状态,则必然要针对虚的治疗。凡是复杂病症,以及各种慢性病,特别要注意虚的情况。

☯ 第二大类是实，包括营卫不和、脾湿、胃燥、肝风、胆火、肺逆。

营卫不和是气郁阻在经络，是营气与卫气在体表周流不顺畅。在体表，营气往外面发散，卫气往里面收敛，营气与卫气形成一个周流。这个周流顺畅则称为营气与卫气是处于一种调和的状态；这个周流不顺畅则称为营卫不和。

脾湿是脾气郁阻导致津液停留，因而阻碍气的升发。脾气负责推动人之一气上升、发散，脾湿则脾气郁阻而不能上升，人之一气的上升趋势也同样受到了影响。脾湿和阳虚同样都是气的升发受到了影响，而区分脾湿与阳虚的根本就是实与虚的不同。脾湿是气的郁阻，属于实；阳虚是气的升发趋势不足，属于虚。自然界中，泥土干燥的时候，在上面行走就会很顺畅；泥土很湿的时候，黏黏糊糊的泥土会导致脚踩下去与拔起来都很困难，在上面行走也会很不顺畅，所以中医就用"湿"来命名脾气郁阻的情况。

胃燥是胃气郁阻导致的异常。胃气负责推动人之一气下降、收敛，胃气郁阻而不降会导致胃气上逆。胃气郁阻不降往往会化热，化热之后会耗损津液，导致口渴、干燥等症状，所以用"燥"来命名胃气郁阻的情况。胃气郁阻还会导致整个食物受纳、食物渣滓往下传递的过程受阻。

肝风是肝气郁阻的异常，胆火是胆气郁阻的异常，它们都是木气的郁阻。土气是推动整体一气运动的气，木气是人之一气中运动最快的气，土气类似于军队中的元帅，木气类似于军队中的急先锋。我们想象一根流着水的水管，如果水管的某个地方堵住了，水管就会逐渐膨胀，膨胀到临界点之后就会撑破，水就会到处喷射。肝气这个急先锋如果郁阻在某个地方，时间久了，突破了某个临界点，也会导致气这个能量到处喷射，这种状况被称为肝气的异常疏泄。这种木气受阻之后到处流动的情况，和自然界风的产生非常类似，所以用"风"来命名肝气郁阻和异常疏泄的情况。

木气是人之一气运行的急先锋，肝气是上升、发散、能量绽放的急先锋，胆气则是下降、收敛、能量收藏的急先锋。胆气郁阻则能量收藏受阻，能量降敛不下去，就会在上部出现郁阻化热的情况。胆气郁阻的热就是俗称的"上火"，就会导致长痘痘、口腔溃疡等，所以用"火"来命名胆气郁阻的情况。

肺逆是肺气郁阻的异常，肺气不能顺利下降。鼻子、呼吸道、肺都属于呼吸系统，都是肺气的大本营。肺气顺着一气周流的方向下降，如果下降顺畅则呼吸就顺畅，如果肺气郁阻而不能下降，呼吸系统就会表现出短气、气喘、咳嗽等症状，统称为肺逆。

在气运动的脏腑经络模型中，六藏六腑是气的十二个大本营，经络是气的运行通道。气在十二个大本营和经络中都有可能产生运行的异常，但是在不同大本营的气，其性质也是不一样的，容易出现的异常也是不一样的，并不是在所有大本营都会出现明显的郁阻，因此很多部分气的异常都被归拢在前面阴虚与阳虚的范畴了。例如，心气不能下降就归属到阴虚的范畴，肾气不能上升就归属到阳虚的范畴。这样，在气运动的脏腑经络模型中，气郁阻导致的最常见邪气就是营卫不和、脾湿、胃燥、肝风、胆火、肺逆六种。

☯ 第三大类是病理废物，包括食积、水气、血瘀、痰饮。

食积是食物吸收循环过程中出现的垃圾。食物被受纳到胃里面之后，由脾负责消磨，消磨之后食物就开始被吸收，吸收之后剩下的渣滓经过大肠往下排出则为大便。如果胃受纳之后，脾的消磨能力不足，食物长期停留在胃里面则为宿食。如果消磨之后的渣滓在大肠中停留太久，在大肠里面形成了干燥硬结的大便则为燥屎。宿食与燥屎都是食物消化吸收过程中由食物产生的垃圾，统称为食积。

水气是水吸收循环过程中出现的垃圾。水被脾胃吸收之后进入人体，成为身体里面的水，如果水与气结合则成为身体里面有用的精、血、津液，如果水没有跟气结合则是对人体没用的水。没用的水如果没有通过出汗或者小便排出体外，而是在身体某个地方出现了水肿，这就是病理废物——水气。

血瘀与痰饮这两种病理废物都与身体的体液运行相关。血是身体里面承载了升发之气的液体，津液是身体里面承载了收敛之气的液体。如果身体里面气的运转不顺畅，血长期停留在某个地方就会导致血瘀，津液长期停留在某个地方则会导致痰饮。水气、血瘀往往伴随着脾湿产生。痰饮往往伴随着脾湿、肺逆而产生。

第四节　1264临证法如何使用？

☯ 1264临证法将中医诊断变成做选择题。

1264临证法的作用有两个：一个是指导诊断；一个是指导治疗。依据1264临证法做诊断，诊断就变成了三个步骤的选择题。

第一步选择是在"1264"的"1"与"2"中做选择，通过症状判断这个人是不是有中气虚，是阳虚还是阴虚。

第二步选择是六种邪气哪一种最严重、哪一种次严重。

第四章 中医治疗疾病的原理

邪气就是气郁阻在某个地方，六种邪气就是气郁阻在六个地方。气郁阻在不同地方，身体就会表现出不同症状。依据病人当前的症状，去选择这六种邪气里面哪一种是最主要的，哪一种是次要的。六种邪气选择两个最主要的来处理就可以了，不需要面面俱到。最主要的两种邪气处理了，其他邪气往往也会随之缓解。

第三步选择是四种病理废物，食积、水气、血瘀、痰饮哪一种病理废物存在，将存在的病理废物加入诊断结果即可。这三步选择结束之后，将三个选择汇总起来，就是这个人的中医诊断结果。

☯ 1264临证法将中医治疗分为：补充正气、祛除邪气、清除病理垃圾。

依据1264临证法进行治疗有非常明确的方向，就是补充正气、祛除邪气、清除病理垃圾。

第一是补充正气，如果中气虚则补充中气，如果阳虚则加大气升发趋势与补阳气，如果阴虚则加大气收敛趋势与补阴气。

第二是祛除邪气，邪气是气郁阻，祛除邪气就是疏通气的郁阻。营卫不和、肝风、胆火、脾湿、胃燥、肺逆六种邪气就是气郁阻在六个地方，气郁阻在哪个地方就用对应的祛除邪气方法就可以了。

第三是清除病理垃圾。病理垃圾就是很难对身体产生用处，反而会影响气的运行，对身体产生额外负担的东西。处理的方法就是用对应的处理方案把这些垃圾排出体外。

第五章
辨证与治疗

一、中气虚如何判断？

☯ 中气虚就是一气整体能量不足，脾胃功能弱。

中气虚就是人之一气整体的虚损，我们可以根据一个人的整体情况来做出判断。一般来说，生病的人或多或少都有中气虚的情况，中气虚的程度越严重，病情的恢复也就越缓慢。如果中气虚的情况不算严重，那么病情恢复的速度就快。

我们可以看这样一个例子：在古代，有一个中医回乡下暂住，邻居就请他给老母亲看病。老人家当时说了很多症状，全身上下各种不舒服，邻居就有点担心老母亲是不是病情很重。结果中医表示，老人家说话这么多不累，语速正常，音调不低，偶尔吐口痰能吐好远，都是中气不虚的表现，老人家病情不严重。果然很快也就被治愈了。反之，如果一个人虽然症状不多，但是中气非常虚弱，那么恢复起来也会比较缓慢。

从望诊来看，中气虚的人多举止缓慢、脸色发白、叹气、吐痰无力。从闻诊来看，中气虚的人多声音细小、语速慢。从问诊来了解，中气虚的人多大便不成形、吃饭没有胃口、吃东西不容易消化。中气的关键其实就是脾胃之气，中气虚很大程度上表现为脾胃之气虚，脾胃虚了饮食就容易出问题，所以饮食情况是判断中气虚否的关键信息。

二、中气虚如何治疗？

☯ **中气虚的治疗分为三个方面：补中气、转动中气、处理停滞的津液。**

中气虚是整体一气不足，气不足会导致气运动的不顺畅，从而导致脾胃有津液停滞的情况，中气虚的治疗就是针对气不足、运动趋势不足、津液停滞三个方面。有人诊断自己中气不足，听说甘草补中气，然后用80g甘草泡水喝，喝完之后气郁阻在中焦更加不舒服，这就是治疗时只补充中气而没有转动中气、祛除津液停滞所导致的。

补中气就是增加气的总量，可用人参、甘草。甘草是单纯的补脾胃之气，类似于给人之一气增补新员工，补完之后甘草之气就堵在那儿，需要别的药物配合转动中气。人参可大补脾胃之气，比甘草补中气力量大，此外人参还有稍微让气往下收敛的作用，可以促进津液的生成，所以有化生津液止渴的作用。

转动中气是让中气恢复转动，可用干姜、砂仁。干姜可在脾胃处增加气运动的趋势，还能加强气能量的释放，让中焦温暖起来。砂仁是芳香型的药物，可在中焦位置唤醒脾胃之气，让脾胃之气恢复转动，多在脾胃之气有点郁阻同时又有点虚的时候使用。

处理停滞的津液其实就是在处理轻度脾湿，可用茯苓、白术。中气虚则脾气不足，脾气不足就不能顺畅推动气的运行，这样就会有津液凝滞的情况，这其实就是一种轻度的脾湿。茯苓的作用是祛湿，就是冲破津液凝滞。白术在祛湿的同时，还有恢复津液、补脾气的作用。

所以治疗中气虚的药物组合就是：甘草、人参、白术、茯苓、干姜、砂仁。

三、阳虚如何判断？

☯ 阳虚的人都有中气虚，特别是气的能量释放不足。

阳虚是气的升发趋势不足、处于升发状态中的气不足。升发的气不足则整体气也是不足的，所以阳虚的人都会有中气虚，也就会有中气虚的症状。比如举止缓慢、做动作做到一半容易停顿、脸色发白、语调明显低、语速明显慢、吃饭胃口不好、吃东西不消化、肚子胀、大便不成形等。

气在周流过程中，气往上升、往外走的过程就是能量逐渐往外绽放的过程，气往下降、往里收的过程就是能量逐渐收敛的过程。阳虚的人，气的升发不足则能量不足，容易出现白天工作没有精神、白天困顿想睡觉、没有力气的情况。阳虚严重的人，能量释放严重不足，则会出现怕冷、手足发冷的症状。

四、阳虚如何治疗？

阳虚的人主要有三个特点：第一个是中气虚；第二个是气的升发趋势不足；第三个是处于升发状态的气不足。治疗也是针对这三个方面来进行：治疗中气虚、加强升发趋势、补升发之气。

针对中气虚的治疗前面有提到用人参、甘草、干姜、砂仁、茯苓、白术。

加强气的升发趋势可用桂枝、附子。桂枝属性温，能让气温暖起来，在肝气所在位置推动气快速地往上升，让气自下而上、自里朝外地通达起来，是治疗阳虚的基础、必备药物。附子力量比桂枝还大，类似于整个一气周流的点火器，把气从肾气最底下的地方点着，让一气周流快速跑起来。如果阳虚严重，气的升发几乎停滞，到了身体怕冷、手足发冷的情况，就用附子。附子是点火器，桂枝是推动器，桂枝与附子一起作用，则气的升发趋势就得到了充分的加强。

补充升发之气可用当归、大枣。当归在肝气所在位置把气补进去，大枣在脾气所在位置把气补进去。当归、大枣将气补充到肝与脾的所在位置之后，桂枝、附子、干姜再推动气行走起来，让气同时在肝、脾的所在位置往上升，升发趋势充足，处于升发状态的气充足，阳虚就治疗好了。当归把气补充进去之后一定要有足够的桂枝将气升发上去，所以当归用量不要超过桂枝用量。大枣的味道是甜的，大枣之气比较黏腻，会增加脾湿，如果病人脾湿严重则不用大枣。

五、阴虚如何判断？

阴虚是气的下降收敛趋势不足，处于收敛状态的气不足。

阳虚是气往上走、往外散出现了问题，阴虚则是往下降、往里收出现了问题，一方面是气的下降趋势不足，另一方面是处于下降状态的气不足。阴虚的人也是有中气虚的情况，也会有中气虚的症状。阳气上升是一气周流的启动，阳虚的人一气周流启动不足，所以中气虚的情况会比较严重。

阴气下降是一气周流的收敛，阴虚的人虽然中气不足，但是一气周流已经启动，只是收敛不足，所以相对来说中气虚就没有那么严重。

阴虚的人，气的收敛下降趋势不足，能量不能收敛，病人最大的症状特点之一就是躁动而安静不下来，喜欢站着而不是坐着，喜欢走动而不是站着不动。因为能量不能收敛，阴虚的人一般还有睡眠不好、语速很快、语调很高等症状，阴虚的人坐着不动的时候，可能还会有一阵阵的发热、出汗之类的症状。

长期阴虚的人，因为能量长期不能收敛、能量耗损，往往还有两个典型症状：一个典型症状是口干舌燥，这是收敛下降状态的气不足，津液不足而表现出来的症状；另一个典型症状是心情烦躁，气在上面不能降敛则会干扰心神，心神不安久了就容易出现烦躁的情绪。

☯ **阴虚导致发热是虚，胃燥、胆火、肺逆导致发热是实。**

阴虚的人，气不能顺利下降，气在上停留则会导致一阵阵的发热；而胃燥、胆火、肺逆这三种邪气入侵也会导致气在上停留而发热。区分阴虚导致发热与胃燥、胆火、肺逆引起发热的要点就是区分虚与实的差别。阴虚的发热是虚，是能量不能收敛，但是气没有明显的郁阻；胃燥、胆火、肺逆引起的发热是实，是有气的明显郁阻。例如，胃燥导致的发热往往会伴随着一些口臭等气郁阻的症状，胆火导致的发热往往伴随口腔溃疡、长痘痘的症状，肺逆导致的发热往往会有气喘等呼吸系统相关的症状。

六、阴虚如何治疗？

☯ 阴虚的治疗分为三个方面：治疗中气虚、加强收敛趋势、补收敛之气。

阴虚的人主要有三个特点：第一个是中气虚；第二个是气的收敛趋势不足；第三个是处于收敛状态的气不足。治疗也是需要针对这三个方面来治疗。相对来说，阴虚的人中气虚的严重程度比阳虚的人要稍微轻微一点，所用药物也可以稍微少一点。

加强气的收敛趋势可用半夏、生姜、五味子。半夏与生姜加在一起是经方小半夏汤，是让胃气下降的最基础药物组合。五味子降肺气。半夏、生姜、五味子让胃气与肺气一起下降，是治疗阴虚的必备药物。

补充收敛状态的气可用黄芪、山药。黄芪单纯补肺气。山药不仅补气，还有收敛肺气与胃气的作用，是治疗阴虚的关键药物。

☯ 长期阴虚的治疗还需要考虑发热而津液耗损、烦躁而心神不安的治疗。

长期阴虚的人多有发热而津液耗损、烦躁而心神不宁的问题。发热而津液耗损的治疗可用玄参与麦冬。麦冬恢复津液能力强，但是属性微寒，所以麦冬清热会损伤脾胃，一定要结合补充中气的人参、甘草、干姜一起使用。玄参清热而不伤害中气，但是恢复津液能力比麦冬稍弱。烦躁而心神不宁可用牡蛎。牡蛎与龙骨是收敛精神的典型药物组合，阴虚而导致的心神不宁用牡蛎治疗就足够了。

七、营卫不和如何判断？

☯ 滋养体表的液体是汗，营卫不和的典型症状就是出汗不正常。

血与津液承载着气去滋养全身，汗是津液的一种，是专门负责滋养皮肤的。营气往外发，输送能量到体表，在体表承载这些能量的就是津液。平时体表微微有汗、皮肤稍稍湿润是正常的情况。如果吃了辛辣的东西，或者运动一下，人之一气循环加快，体表承载气的液体通过汗孔往外渗透，人就会出汗。

阴虚的人，气的收敛下降能力弱，在体表营卫运行的小循环中，卫气的收敛作用也会减弱。阴虚的人，营气往外散发输送能量到体表，卫气收敛能力弱则津液通过汗孔继续往外发散，所以这个人坐在那就会有一阵阵的发热与出汗。这是属于阴虚而出汗的情况，是收敛力量弱的表现。

当营卫不和时，体表的营气与卫气的周流不顺畅，则会导致异常的出汗。异常出汗分两种情况：一种是皮毛汗孔彻底关闭；一种是汗孔没有关闭但是出汗不顺畅。汗孔关闭的情况，就相当于一个水道被彻底堵塞，一点水都出不来，这是营卫之气严重郁阻的情况。汗孔没有关闭而汗出不畅，表现为一会儿能出汗，一会儿不出汗，总体感觉出汗不是很顺畅。我们还是用水道的例子来理解：当一个水道被部分堵塞，堵一段时间之后，因为积存的水增多，压力增大，管道被水冲开了一段时间，冲开了之后水又变少了，压力变小，管道又堵上了……以此不断循环这个过程。这是营卫之气郁阻没有那么严重，出现汗出不畅的情况。

☯ **感冒症状是营卫不和的典型症状。**

营气与卫气在体表周流，周流顺畅则为营卫调和，周流不顺畅则为营卫不和。营卫不和表现在体表的气郁阻（表气郁阻），最典型的病症就是感冒。感冒这个词的本意就是感受、触冒的意思，是因为受到外部环境的影响，体表的气运转不舒畅而导致的异常。

感冒分为轻症与重症两种情况。轻症是表气郁阻尚轻微，汗孔没有关闭，营气还可以输送能量到体表，只是这个输送的过程不顺畅，体表能量会比正常情况下少。这个时候，体表还有一定的能量，还有一定抵御外部寒冷的能力，不会出现明显的怕冷。当身体受风的时候，体表需要更多能量来保卫全身，而感冒轻症的人体表能量不够，没有能量来抵御风，这个时候人就会怕风。感冒轻症的人还会出汗，但是出汗不顺畅。感冒重症是表气郁阻严重，汗孔被彻底关闭，营气基本不能输送能量到体表，体表没有气来温煦。这个时候人就不仅会怕风，还会怕冷，在温暖的环境里面仍然会感觉到寒冷。感冒重症的人一般还会有身体疼痛的症状，这也是体表之气郁阻严重而引起的。

感冒还会引起其他众多症状。体表之气郁阻，首先行走在背部、肩颈部、头部的经络之气会受影响，而发生头痛、脖子疼、脖子僵硬等症状。肺主皮毛，体表之气郁阻还会影响到肺气的运行，而肺又开窍于鼻，因此体表之气郁阻会导致鼻塞、流鼻涕，甚至咳嗽等症状。气郁阻在体表也会化热，病人就会有身体发热的症状。

营卫不和表现在体表的经络之气郁阻，会影响整体一气的运转，影响的速度取决于病人当前的一气整体状态。

受到营卫不和影响之后，身体其他部分气的运行也会逐步出现异常，导致其他邪气的出现。这也是感冒入里的说法。所以在感冒刚刚开始，气的异常还局限在营卫不和的时候，要尽快治疗，不要让气的异常逐渐深入脏腑。

☯ **皮肤病也是营卫不和的典型症状。**

体表轻微的营卫不合如果不及时处理，随着时间的累积，相应的皮肤没有营气、卫气的能量滋养，相关部位就会出现发麻、发木等情况，最后形成皮肤病。

八、营卫不和如何治疗？

☯ **营卫不和的治疗分三个方面：打开汗孔、增强营气与卫气运行趋势、清热。**

营卫不和的人主要有三个问题：第一个是表气郁阻厉害导致汗孔关闭；第二个是营气与卫气的运动趋势受到了阻碍；第三个是表气郁阻会有化热的情况。治疗也是针对这三个方面来进行。

如果表气郁阻厉害导致了汗孔关闭，就需要使用打开汗孔的药物，常用的有麻黄、浮萍、紫苏叶。麻黄开汗孔的力量最强，一般在汗孔闭塞最严重的时候使用。浮萍开汗孔的力量也很强。浮萍属性辛凉，在体表之气出现郁阻化热的情况下，不用麻黄而用浮萍。比如身体出现红色疹子而皮肤局部发热的情况下就用浮萍。中气虚的人，如果用了麻黄，可能会出汗太过而更加虚，所以可以用紫苏叶来开汗孔，紫苏叶的力量比麻黄温和很多。麻黄、浮萍、紫苏叶三者选一就可以了，不需要同时使用。

增强营气与卫气运行趋势可用桂枝、杏仁、甘草、生姜、大枣。桂枝加强整个气上升外散的能量，让营气往外升发。杏仁协助卫气冲破郁阻而往里面收敛的力量最大。桂枝和杏仁一同使用，可以加强营气与卫气的周流力量。营卫之气运行的力量加强了，就有可能造成出汗的情况，这样会增强气的消耗，这时候需要用甘草、生姜、大枣增加气的总能量来补充消耗，防止中气虚的情况出现。

营卫不和最后一个需要处理的就是体表之气郁阻而化热的情况，这时候可用白芍进行治疗。

九、脾湿如何判断？

☯ 脾湿是脾气郁阻，津液聚集停滞。

脾湿是脾气郁阻，津液聚集停滞的状态。阳虚的要点是气的升发趋势不足，属虚。脾湿的要点是脾气郁阻而导致津液聚集停滞，属实。

脾湿的判断首先依据舌诊。舌头有牙齿印是脾湿的一个很重要的标志。脾湿而津液凝滞则舌头比正常情况要大，舌头挨着牙齿而被牙齿框着了，最后就在舌头上形成了牙齿印。此外舌苔白色而滑腻，嘴巴里面比较黏好像有痰的样子，女性往往白带增多，这些都是脾湿而津液凝滞的表现。

皮肤湿冷也是脾湿的典型症状。汗是滋养身体皮肤的津液，如果津液流动顺畅体表就不会有过多津液停留；脾湿则津液流动不顺畅，在体表积蓄停留，就会表现皮肤湿冷。

脾湿则脾气不能顺利上升，脾气消磨食物与水的能力减弱，就会导致口淡、不想吃东西、吃东西不香的情况，也不容易饿、不容易渴。脾湿则水不能被消磨吸收而顺着食物的渣滓一起往下走，会导致拉肚子的症状。便溏是中气虚，拉肚子则是脾湿。

身体困重也是脾湿的典型症状。就跟行走在湿土地上要比行走在干燥土地上花费更多力气一样，脾湿则气凝滞走不动，做相同的事情身体就需要花费更多的能量，就会感觉身体被困住了，更容易累，这就是身体困重。

从病史来看，慢性病的人大部分都有轻重不一的脾湿情况，而脾湿的人大部分都有阳虚情况。

十、脾湿如何治疗？

☯ **脾湿的治疗是在阳虚的基础上按照严重程度选择药物。**

脾湿的人一般都是阳虚，故治疗时先以治疗阳虚的药物为基础，即党参、甘草、茯苓、白术、干姜、桂枝。脾湿而阳虚严重可以加用附子。

根据严重程度，治疗脾湿的药物分为三个层次。

第一层次是最轻微的脾湿情况，就是舌头有齿痕但不严重，这个时候用茯苓、白术、干姜来处理就可以了。茯苓、白术祛湿而恢复津液流动，干姜推动脾胃之气运转，这三味药物都在治疗中气虚的药物范围之内。

第二个层次是舌苔腻，属于比较严重的脾湿情况，则用半夏、苍术、陈皮。相比白术来说，苍术的行走能力更强，恢复津液流动的能力更强。陈皮破除气郁阻的能力比较强，让肺气恢复下行，冲破津液停滞的阻碍。半夏推动胃气下行，脾胃之气恢复转动之后脾湿的情况就能得到改善。

第三个层次是舌苔非常厚腻、密不通风的样子，是脾湿最严重的情况，则用藿香。藿香的气味非常浓烈，具备很强烈的冲破津液郁阻的能力。

治疗脾湿，三个层次的药物可以叠加使用，如果脾湿非常严重，可以在一个药方中同时包含干姜、茯苓、白术、半夏、陈皮、苍术、藿香这七味药物。

十一、胃燥如何判断？

☯ 胃燥是胃气郁阻而不降，分为胃气上逆、胃气郁阻化热而伤津液、胃气停滞三种情况。

胃气郁阻不降可能会导致以下三种情况。

第一种是胃气上逆，可能导致的症状是恶心、呕吐。阴虚的要点是气的收敛趋势不足，属虚。胃燥的要点是胃气郁阻，属实。虚与实是确定治疗原则的大方向。

第二种是胃气郁阻化热而津液耗损，导致嘴唇、嘴巴、舌头干燥。津液少就会口渴，就会想喝水，甚至喝大量的水但仍不解渴。舌苔会看着很干燥，很明显没有津液去滋润。胃气郁阻化热严重的人，会出现面色潮红、身体发热，甚至潮热汗出、特别怕热贪凉。病人本来就胃燥化热，如果在热的环境中身体就会更加热，所以不喜欢热的环境。

第三种是胃气停滞，大便燥结。食物渣滓经胃与大肠往下传递，一边传递一边继续被身体吸收。如果胃气郁阻不降，则大便在大肠的传导会受到影响，就会出现大便排出不畅的情况。如果大便在肠内积蓄过久，会出现干结成块,甚至状如羊粪,这是大便燥结而不化热的情况。如果胃气郁阻不降的同时又出现化热的情况,则会导致肠内津液严重损耗,大便干硬难解,同时伴随腹胀、腹痛等。胃与大肠相表里,胃气不降则大肠之气也受影响,食物在胃和大肠里面停滞不化,腐浊之气上冲,就会出现口臭的症状。胃处于胸腹之间,胃气郁阻而不降也可能导致胸口痞闷、坚硬等症状。

十二、胃燥如何治疗?

☯ **胃燥的治疗分为三个方面:降胃气、清热生津液、破胃气郁阻。**

第一个方面是降胃气,治疗可用半夏、生姜及补中气的药物。最基础的让气下降的药物就是半夏、生姜,如果仅仅是胃气上逆,没有其他方面的严重郁阻情况,就用半夏、生姜,再加上补中气的药物就可以了。

第二个方面是清热而生津液,这个时候要同时处理化热与津液耗损两个问题,可用石膏、知母、甘草、山药、人参。石膏和知母清已经存在的郁热,甘草补充中气,山药补中气的同时恢复津液。如果化热伤津液的程度很严重,病人非常口渴,则加用人参。人参在大补中气的同时还有收敛气的作用，因此有比较强的恢复津液而解渴的能力。

第三个方面是针对胃气停滞的治疗，就是针对大便燥结、胸口痞闷而坚硬、口气问题的治疗，可用半夏、生姜、厚朴、枳实。厚朴让胃气下降，同时有破开郁阻的作用。枳实破开郁阻的作用就更强。胃气停滞可以同时使用这四味药物。

十三、肝风如何诊断？

☯ 肝风是肝气郁阻而不升，包含肝气郁阻、肝气下陷、肝气枯槁三种情况。

肝气出现郁阻而不能正常上升的异常，就是肝风。肝气异常一般导致三个类型的症状：第一个是肝气郁阻；第二个是肝气下陷化热；第三个是肝气枯槁。

肝气郁阻最典型的症状就是局部的胀和痛，例如胁肋胀痛、眼睛胀痛、头部胀痛、腹部胀痛等。肝气上升不顺畅，往往还会伴随面色发青、情绪易怒等。

肝气下陷而化热的典型症状是小腹部胀痛，前、后阴处有肿胀、疼痛、化热和异常的味道等。

肝气枯槁的命名也是源自自然界。自然界里面树木没有得到滋养，就会成为枯树枝，展现出一种枯枝败叶的景象。

人身体的每一个局部平时都应该得到正常的滋养，而如果没有得到肝气滋养，身体的局部也会出现枯树枝一样的症状，比如面色发白、皮肤干枯干燥、头发干枯、眼睛干涩、女性月经量少等，统称为肝气枯槁。

肝气本来应该顺畅升发，肝气顺畅升发则一气周流上升的运动趋势就足够，就不会阳虚。但若肝气郁阻而不能升发，则一气周流不能上升，同时还会有阳虚的情况出现。肝气不升发的人往往伴随着脾气不能升发的情况，严重的甚至会导致津液凝滞而出现脾湿的情况。肝气枯槁是气不足而不能濡养身体，一般也伴随着中气虚。中气虚、阳虚和脾湿所表现的的症状常常与肝风所表现的症状同时出现。

肝气郁阻之后往往容易出现下陷、化热、枯槁的情况，这些都会导致对肝气的耗损。肝气耗损会造成人体升发之气不足，时间长了，承载升发之气的血也会出现不足的情况。所以肝风如果长期没有得到改善，就会出现血虚的情况。

十四、肝风如何治疗？

☯ **肝风治疗分三个方面：疏通郁阻、清下陷之热、滋润枯槁。**

肝风治疗分为三类：一类是针对肝气郁阻；一类是针对

肝气下陷而化热；一类是针对肝气枯槁。肝风是肝气郁阻而不升引起的，疏通郁阻是所有肝风治疗的基础。肝风的治疗一般要配合中气虚、阳虚、脾湿一起治疗。

肝气郁阻的治疗可用桂枝、牡丹皮、川芎、天麻、白芍。桂枝能增强肝气升发的力量，同时能疏通肝气的郁阻，是治疗肝风的基础药物。桂枝属性温，如果肝气郁阻化热了，就不适合使用桂枝了，这个时候可以用牡丹皮。牡丹皮属性偏凉，在疏通肝气郁阻的同时还能清肝气所化之热。如果身体因为肝气郁阻出现疼痛的情况，可以用川芎，川芎在疏通肝气郁阻的同时有止痛的作用。如果出现肝风引起头晕的情况，则可以用天麻。如果出现肢体抽搐或者腹部疼痛，或者各种因为肝气冲击而导致的疼痛，则可以加用白芍。白芍还有补益肝气的作用，对肝气郁阻化热的治疗也有一定的疗效。

肝气下陷而化热的治疗可以用黄柏、龙胆草。一般情况下，如果疏通了肝气上升的通道，肝气下陷而化热的情况就会缓解。如果化热确实严重，就到了用黄柏、龙胆草的时机。这两味药物都非常寒凉，不可多用，不可久用，化热情况得到缓解则不再继续使用。

肝气枯槁的治疗可以用熟地黄、当归、山茱萸。当归补肝气，熟地黄大量补肝气，山茱萸也补肝气。一般情况下，在让肝气快速升发的时候，往往会导致肝气有点往外散，这对肝气也是一种耗损，此时就可以用山茱萸。山茱萸有两个作用：一个是补肝气，一个是让肝气往里收，这个特点使得它特别适合在病人气非常虚、气有点脱亡趋势的情况下使用。

十五、胆火如何判断？

☯ 胆火是胆气逆升在上，郁阻化热。

胆气正常应该往下降，能量逐渐往里面收敛。如果胆气不能往下走，能量不能往里面收敛，就会在上面郁阻化热，引起各种症状，这种状态称之为胆火。

头面部的热证是胆火最典型的症状。表现在口腔就会有口苦、咽喉干燥、口腔溃疡等症状。表现在眼部及头部就会有眼睛红肿、头晕目眩等症状。表现在在耳部就会出现耳鸣、暴聋等症状。头面部的红、肿、热、痛各类症状，大部分都与胆火有关。

胆火也会导致身体上出现各种症状，包括胸胁疼痛、胸满、往来寒热、默默不欲饮食、心烦欲呕，胆经循行路线上出现各类肿胀、发热、疼痛等症状。胆经循行经过胸胁，胆气郁阻会导致胸胁疼痛、胀满。胆气郁阻化热会引发身体的发热，当胆气郁阻稍有缓解时则发热减退，这就是往来寒热。胆气郁阻不能下降会引起胃气也不能下降，胆气与胃气不降则会引起食欲不佳、心烦欲呕。胆经是胆气运行的路线，胆气郁阻而不能下降，则胆经走行的身体部位就会发生肿胀、发热、疼痛等症状。

胆火的症状经常与阴虚、胃燥、肺逆的症状一同出现。胃气是人之一气下降的推动力，胆气是人之一气下降的急先锋，胆气不下降则胃气容易受影响而不下降。胃气不降则容易导致阴虚、肺逆。

十六、胆火如何治疗？

☯ 胆火上逆的治疗以补中气为根基，疏通胆胃为主，兼顾清热为辅。

胆火是胆气郁阻在上而化热导致的，治疗就是要将胆气的郁阻疏通，将因为胆气郁阻而产生的热清除。总结起来，胆火上逆的治疗以看护中气为根基，疏通胆胃为主，兼顾清热为辅。胆火往往会伴随着阴虚、胃燥、肺逆，同时胆火会损耗中气，因此有胆火必有中气虚，在治疗的时候必须要以治疗中气虚为根基。

疏通胆气下行通道的专用药物是柴胡；加强胃气下降的

药物组合是半夏与生姜；清胆气郁热的药物是白芍与黄芩。胆气与胃气下行的通道被打通后，一般上热就会减轻很多，如果用白芍清热已经足够，就不要用黄芩。黄芩苦寒而大伤中气，注意中气虚的人不用黄芩。

十七、肺逆如何判断？

☯ **肺逆是肺气郁阻而不降，一般会出现呼吸系统的症状及与皮毛相关的症状。**

肺逆是肺气郁阻不降。肺气负责运转整个呼吸系统，肺逆最典型症状就是呼吸系统的异常，包括气短、胸闷、气喘、咳嗽。如果仅仅是短促的咳嗽则是肺逆，如果是咳嗽而伴有痰声则是肺逆伴有痰饮。

肺主皮毛，营卫不和导致的体表之气运转不顺畅如果没有及时治愈，迁延日久则容易导致肺气逆，这就是为何感冒的人后期会出现咳嗽症状的原因。

中气虚和痰饮都有可能导致肺气上逆。正如胆气上逆一般会伴随肺气上逆与胃气上逆一样，肺气逆的人，往往同时伴随胆气逆、胃气逆。痰饮、胃燥、胆火的人，即使肺气上逆症状不明显，诊断与治疗的时候也要兼顾肺气上逆的情况。

十八、肺逆如何治疗？

☯ 肺逆治疗主要考虑三个方面：降胃气、降肺气、开皮毛孔窍。

肺逆是肺气郁阻而不能顺利下降，治疗的思路主要是降胃气、降肺气与开皮毛孔窍。降胃气可用半夏、生姜、厚朴，半夏与生姜是降胃气的基础药物，气郁阻而不降则加用厚朴，厚朴有让胃气下降，同时有破开郁阻的作用。

降肺气可用杏仁、陈皮、五味子与玄参。杏仁降肺气的力量最强，它还有破除肺气郁阻的作用。陈皮同时有降肺气、破郁阻、除痰的作用。五味子是收敛肺气，让肺气下行。玄参可以治疗肺气郁阻化热的情况。

开皮毛孔窍可用麻黄、紫苏叶，身体强壮的人用麻黄，身体弱就用紫苏叶。

肺逆经常伴随痰饮一同出现，治疗肺逆的时候经常要考虑一同治疗痰饮。

十九、食积如何判断？

☯ **食积是食物处理异常，在体内堆积日久而产生的病理废物。**

食物在被受纳、消化、吸收之后最后形成大便排出的整个过程中，如果出现了异常，就会有食积的病理废物产生。因为食物而导致的病理废物有两种形态。第一种形态就是宿食。食物在胃受纳之后，如果脾消磨的能力弱了，食物长期停留在胃中则形成宿食。第二个形态就是燥屎。食物被胃受纳、脾消磨之后，一边被吸收一边顺着肠道往下走而形成大便排出。如果食物在肠道中停留过久，在大肠里形成干燥硬结的大便，称之为燥屎。燥屎停留在肠道里面有化热和不化热两种情况。

如果是宿食填满了胃，病人就会出现腹部胀满、打嗝带着食物味道、吃不下东西等症状。如果是燥屎化热，病人就会很多天不大便，而且有各种热与燥的症状，腹部会非常紧张、疼痛、拒绝按压，还会有全身发热、面部潮红等症状；化热之后津液耗损则病人就会有口渴而想喝很多水、舌苔干黄厚等症状。如果是燥屎不化热，病人也是好多天不大便、腹部胀满，但是不会有腹部疼痛等症状，而且大便排出比较艰难，大便形状一般为羊粪状。

二十、食积如何治疗？

🈯 食积治疗分治疗宿食、治疗燥屎化热、治疗燥屎不化热三类。

宿食的治疗是在治疗中气虚、阳虚、阴虚的基础上增加山楂、神曲、麦芽、鸡内金，这四味药物合在一起可以把宿食消化掉。

燥屎化热属于紧急情况，这个时候就需要用厚朴、枳实、大黄涤荡肠道，尽快排出燥屎。厚朴与枳实是冲破郁阻、加大下行力量的两味药物，大黄也是冲破肠胃郁阻，让大便快速排下来的药物。

燥屎不化热的治疗主要是三个方面：针对阳虚的治疗、增加胃气下降的力量、滋润大肠的枯燥。阳虚的治疗用药包括党参、甘草、茯苓、白术、干姜、桂枝、当归，特别需要重用生白术，生白术同时有补脾、恢复津液的作用。增加胃气下降的力量则用法半夏、生姜、厚朴、枳实。滋润大肠的枯躁则在生白术、当归的基础上加用肉苁蓉、火麻仁。

二十一、水气如何判断？

☯ 水气是水处理异常而产生的病理废物。

水被吸收进入身体里面之后，如果没有与气结合，其实就是没有用的水。没有用的水一般情况下是通过出汗、小便排出体外，如果长期排不出体外，在局部堆积了，这就是病理废物——水气。汗与小便的排出不顺畅都与阳虚有关，有水气的人都属于阳虚。

有水气的典型症状就是四肢浮肿。浮肿的特点是皮肤按下去之后会出现一个凹陷，难以正常恢复。正常的皮肤按下去之后弹起来是跟气球一样，弹回速度比较快的。浮肿情况下，皮肤按下去之后就如同按了橡皮泥一样，弹回速度比较慢。

有水气的人一般还有其他症状。水气郁阻而气运行不顺畅，病人就会有身体沉重、四肢颤动等症状。一般情况下，如果小便顺畅废水就会排出体外而不会形成水气，所以有水气的病人一般还会有小便不利的情况。如果有水气的同时小便还很顺畅而且多，则是肾气大虚、身体津液快速流失所致。

水气如果在胃的上口堆积，就会导致病人有胸口坚硬、胀满的感觉。水气如果在体表堆积,就会出现身体发痒,抓痒则会有风团起来。风团是浮肿的轻微表现。

二十二、水气如何治疗？

☯ **水气的治疗是在健脾胃的基础上发汗、利小便。**

水气的治疗以健脾胃为基础,可用茯苓、白术、甘草、干姜、桂枝。如果上半身水肿则加用麻黄、紫苏叶、生姜、黄芪。身体稍微好而发汗就用麻黄,身体很虚的人发汗则用紫苏叶。生姜、黄芪的作用是发汗之后补充体表之气、增加体表之气行走的力量。身体发痒、抓痒起风团的情况属于水气在上、在体表,也是需要在健脾胃基础上用发汗的方式治疗。如果是下半身水肿则加用猪苓、泽泻利小便。

如果是水肿而小便很多,就是中气大虚,这个时候就在上述治疗的基础上,加用山茱萸与山药。山茱萸一边补充肝气一边收敛肝气,是治疗中气大虚的关键药物。山药不仅补气,还有收敛肺气与胃气的作用。

如果水气积蓄在胸口处,胸口坚硬胀满,则在上述健脾胃的基础上加用厚朴与枳实,厚朴与枳实可以冲破水气郁阻而让气下行。

二十三、血瘀如何判断？

☯ **血瘀是血运转异常而产生的病理废物。**

水被人体吸收之后，转化为气的载体，如果承载了升发的气则是血。血的运转不正常而在局部停留、凝结，则会慢慢形成病理废物——血瘀。血承载的是升发之气，也就是肝气，所以血瘀一般都是从肝气郁阻慢慢发展过来的。

肝气郁阻最典型的症状就是局部的胀和痛，在气的层次上，胀痛的地方会变。而血瘀的典型症状也是疼痛，是一种类似针刺般的痛，是固定位置、拒绝按压的痛，这是因为血瘀已经成形的缘故。肌肤甲错也是血瘀的典型症状，这是因为皮肤失去了血的滋养之后，变成乌龟壳形状的井字纹理的枯槁皮肤。皮肤、舌头等地方有暗紫色的斑块也是血瘀的典型症状。

如果下腹部有严重郁阻，严重影响了整个脏腑之气的运行，病人会有下腹部胀满、疼痛、拒绝按压的症状，这个时候有可能是食积，也有可能是血瘀。如果是食积则会导致很多天不大便。如果病人大、小便正常，而同时还有发狂的症状，则是血瘀。

二十四、血瘀如何治疗？

☯ 血瘀的治疗是在治疗肝气郁结的基础上加用冲破血瘀的药物。

血瘀治疗首先以肝气郁结的治疗为基础。肝气郁结治疗是以治疗中气虚、阳虚、脾湿为基础，加用桂枝、川芎、当归。桂枝与川芎疏通肝气郁结，当归补充肝气。

破除血瘀的药物包括牡丹皮、丹参、桃仁、红花、益母草、水蛭、虻虫。最轻微的血瘀就用牡丹皮。严重的血瘀就用丹参、桃仁与红花，这三味药物破血瘀的力量差不多，依据血瘀的严重程度来确定药物的用量。如果是干硬、硬结的血瘀，则用水蛭、虻虫。如果是女性月经相关的问题，则用益母草，益母草是女性月经相关问题的专用药物。

血瘀停留在下腹部，病人神志激动，感觉像要发狂的样子，这是血瘀的轻症，治疗可用桃仁、桂枝、甘草、大黄、芒硝。桂枝与甘草呵护中气；桃仁破除血瘀；大黄与芒硝清热与排出大便，让血瘀随着大便排出。如果血瘀停留在下腹部，病人神志不清，严重狂乱，这是血瘀的重症，治疗则用桃仁、水蛭、虻虫、大黄。水蛭与虻虫加大破除血瘀的力量，大黄让下腹部瘀堵的东西通过大便排出来。

二十五、痰饮如何判断？

☯ **痰饮是津液运转不正常而产生的病理废物。**

水被人体吸收之后，转化为气的载体，如果承载了收敛下降的气则是津液。津液运转不正常而在局部停滞，则会慢慢形成病理废物——痰饮。津液停滞，在呼吸系出现称之为痰，在身体其他地方出现有时候称之为饮，痰、饮本质上是一样的，称呼不同而已。脾湿是脾气运转不顺畅而津液凝滞，脾湿越来越严重就会导致痰饮。

津液承载的是收敛下降之气，也就是肺气，肺主呼吸，所以痰饮经常与呼吸系统相关。痰饮最典型的症状就是咳嗽、咳痰。痰饮引起的咳嗽一般比肺气上逆的咳嗽更加严重，往往伴随着咳痰的症状，咳嗽声音也伴随着剧烈的哮鸣声，咳嗽要到咳出痰来才停止。

痰饮在肺部，舌苔的前中部就会比较厚腻。痰饮在胁下会影响肺部运转，病人平卧就比较难受，需要斜靠着被子休息。痰饮在胁下也会引起牵扯性的疼痛，咳嗽的时候疼痛就更加严重。痰饮在腹部，阻碍气的运转，水不能被顺畅吸收，就可以听到肠里有水晃荡的声音。痰饮在胃口上面，胸口就会胀满、坚硬而疼痛。痰饮在头部，则会引起头晕、目眩。痰饮在身体的各个部位，气郁阻而不能运行，就会导致各种没有炎症指征的肿块与结节发生。

总结起来，湿病多痰，久病多痰，胖人多痰，怪病多痰。湿病就是脾湿，脾湿逐渐严重就会伴随痰饮。久病则气运转不顺畅，气推动津液运转也不顺畅，就会产生痰饮。胖人的气运转不顺畅，也容易产生痰饮。怪病一定是气在身体某个局部运转不顺畅，常常也是因为痰饮导致的。

二十六、痰饮如何治疗？

☯ 痰饮的治疗是在治疗脾湿的基础上加用除痰的药物。

痰饮治疗首先以治疗脾湿为基础，可用茯苓、白术、干姜、苍术、陈皮、半夏，脾湿得到改善，就阻断了痰饮的继续产生。接着依据痰饮的不同类型来选择对应的药物。

痰饮在肺，肺热可用浙贝、竹茹，这两味药物可同时清热与除痰；肺冷则用白芥子，白芥子可以化开寒痰。痰在体表形成结节则用海藻、昆布，这两味药物可以化开成形的结节，尤其对颈部的结节最为有效。痰饮在其他地方，可以用猪苓、泽泻、防己来增加小便排出能力，小便排出则脾湿减轻，津液恢复正常流动，痰饮也就得到了处理。痰饮积聚比较多，时间也比较久，用其他药物难以排出，则需要用甘遂、芫花、大戟这些强力泻水的药物。这三味药物大力泻水，需要注意用量，也要注意呵护中气，经方中的十枣汤就是用大量的大枣来呵护中气。

痰饮治疗一定要注意戒甜食，甜食特别容易加重脾湿与痰饮。

第六章
常见症状分析

一、口渴

口渴想喝水是津液不足。第一种可能性是胃燥,是胃气郁阻而化热导致津液流失;第二种可能性是阴虚,阴虚气不降也会化热而致津液耗损。喝水少一般是中气虚、阳虚。

口渴而不想喝水也是津液不足,口渴时胃燥而津液耗损,水不能被消磨所以不想喝水,属于阳虚、脾湿。

不感觉口渴也不怎么喝水,不口渴说明津液没有不足,不怎么喝水说明脾的消磨能力偏弱,对水的吸收利用处于效率低的状态,也是属于阳虚、脾湿的范畴。

喜欢喝冷水大部分情况是有点胃燥、胃气郁阻而化热。喜欢喝热水大部分情况是阳虚,是气的升发能力不足而用热水加强升发。

二、口中有味道、口中发麻

口中淡而没有味道,这是中气虚的表现。脾气消磨能力足则想吃饭、吃饭香，脾气能量不足则不想吃饭、口中没有味道。

口中苦或者发热，这是胆火，是胆气不降导致的，这时候也有可能同时有胃燥、胃气郁阻不降。

口中酸是食物磨化能力不足，也有胃气不能顺利下降而胃里面的酸液往上泛的情况，属于中气虚、脾湿、胃燥。

口中咸是津液转动不顺畅，津液顺畅流动则不会感觉咸，属于阳虚、脾湿。

口中发麻是肝气郁阻的表现。口中很黏是中气虚与脾湿，津液停滞所致。口中发干是整体津液不足，属于胃燥。

三、进食相关症状

没有食欲是脾气的消磨能力弱，身体不能消磨更多食物则不想吃东西，属于中气虚。很容易饿说明脾胃功能基本上正常，稍微有一点胃燥，胃气郁阻化热而胃部受刺激，吃东西后会稍微缓解一点，而脾气的消磨能力基本上可以，所以吃东西不久就容易饿。想吃而吃不下，这是中气虚、胃燥。

呕吐、恶心、呃逆、口气属于同一类气的异常，都是胃气郁阻而不降，属于胃燥。反酸、胀气、胃部胀满则不仅仅是有胃燥，还有中气虚。

食道有烧灼感、胃有烧心感，这是胃气郁阻不降伴随有胆火，胃燥与胆火同时存在，从而出现各种热象。

四、大、小便

正常大便是一天排一次，颜色为黄色，形状成条状，松散但成形的，其他情况都属于不正常情况。

首先看大便次数。正常大便是一天一次。如果是一天几次大便，这属于中气虚。如果是几天一次大便，这属于中气虚与胃燥。如果是长期便秘，也属于中气虚与胃燥。如果每次大便要间隔超过一天，大便出来是羊粪一样的球状，这就是中气虚、阳虚、胃燥，阳虚不能顺畅推动大便排出，胃燥导致大便偏干燥。如果很多天都不能大便、下腹部胀痛且不能用手按，多属于胃燥化热，再加上身体发热、燥渴、舌苔黄厚腻，则可以确定胃燥化热。

接着看大便形状。正常大便是条状。如果是大便球形，或者大便不成形，都属于中气虚。

然后看大便质地。大便偏干是胃燥；大便偏稀、大便粘马桶则是中气虚。如果经常腹泻则是脾湿与中气虚。如果大便前干后稀，这就是胃燥与中气虚都有。

如果大便的时候放屁多，这是中气虚、胃燥，肠胃中食物郁阻，就会产生气体。如果大便的时候放屁很臭，这是中气虚，吃的东西营养过剩，脾气不能完全消磨，也是一种病态。如果大便之后，肛门周围特别疼痛、发烫，这就是有胆火。如果排大便像是拉肚子而带有脓血，俗称痢疾，这就是脾气湿热。如果大便想排而排不痛快，总感觉排不干净，这是中气虚与胃燥。

大便的颜色正常应该是黄色，凡是别的颜色都属于不正常情况。有些异常的颜色是与近期所饮食物相关，但如果长期是异常的颜色，只要按照中气虚、阳虚、脾湿这三个方面来治疗就可以了，深究什么颜色对治疗没有太大影响。

如果小便次数偏多、尿急、漏尿、尿不干净、夜尿多，这属于中气虚、阳虚。如果小便次数偏少，则属于中气虚、阴虚、胃燥，是胃燥而津液不足导致的。

如果小便有涩痛感，或者小便味道特别大，这是有肝风与胆火。如果小便热烫，这是属于胆火。如果有尿血的情况，这是属于中气虚、阳虚、血瘀。

如果小便很黄、浓茶色，这是有胆火与肝风化热。如果小便红色，这是有胆火与中气虚。如果小便黑色，这也是中气虚。如果小便很清透而没有颜色，就是阳虚。

如果小便少而不化热，喝水也不多，这个时候就是体内津液少了。如果小便少而喝水多，这个时候要注意的是水在体内堆积，很可能会有水气，还要注意观察身体的浮肿情况。

如果小便次数很多，同时尿量也特别大，这是阳虚非常严重，肾气虚而收藏不住体内的津液，津液大量渗透进入膀胱而形成小便，也就是中气大虚。

如果尿呈红色而疼痛，这是膀胱之气郁阻而化热。如果小便次数很多，但每次小便的量很少，这是气在膀胱处郁阻住了，需要疏通治疗。

五、睡眠

入睡困难有两种情况：一种是虚，属于阴虚，是气的收敛下降趋势不足导致的；一种是实，是脾湿、胃燥导致气的上升、下降郁阻而运行不顺畅，使气不能收敛下降，最终导致入睡困难。

半夜容易醒往往是气郁阻：晚上11点到凌晨1点容易醒是胆气郁阻；凌晨1点到3点容易醒是肝气郁阻；凌晨3点到5点容易醒是肺气郁阻。

睡觉多梦是胆火与阴虚。嗜睡和精神疲倦，属于阳虚。

六、出汗

剧烈活动之后出汗较多属于正常情况，如果出汗异乎寻常的多，跟水里捞出来似的，这就是中气虚。如果不是因为运动，仅仅是坐在那里就会有一阵阵的发热与容易出汗，这就是阴虚，是气不能收回去导致的出汗。

如果一个人基本不出汗，这往往是有营卫不和的情况，属于表气运转不顺畅，甚至皮毛孔窍长期关闭导致的。不出汗还有另外一种情况就是阳虚，是气往外发散的力量比较弱。不出汗的人，往往阳虚与营卫不和同时存在。

身体局部出汗也是有问题的。手脚心出汗与手脚心发热是一回事，属于胆火与阴虚。如果身子一半出汗、一半不出汗，这是木气往外发散的力量不均匀，身体有的地方木气郁阻了就异常出汗，属于肝风的问题。如果一睡觉就出汗，醒来就不出汗，这也是阴虚，是睡觉之后气不能收敛回去导致的。如果是头部或者颈部以上出汗，身体不出汗，则是脾湿，是气在上郁阻而不能下降导致的。

七、冷、热

如果一个人怕风怕冷，往往是有营卫不和的情况，是体表之气运转不顺畅，不能正常运转体表导致的。营卫不和往往会有不正常出汗的情况，如果营卫不和不明显，平时怕冷又比较严重一些，就属于阳虚。

如果身体一阵儿冷一阵儿热，则属于同时有胆火与营卫不和。营卫不和导致表气运转不顺畅，胆火是胆气郁阻而化热，胆气有时候顺畅下降就不发热，胆气郁阻则发热，人就会感觉到一阵儿冷一阵儿热。

如果一个人坐在那里就一阵阵发热，这是阴虚的表现，是气浮在上面不能下降导致的热。而如果一个人怕热，身体一阵阵的潮热，甚至还口渴严重，这就属于胃燥。

如果手脚偏冷，这就是阳虚。阳虚的人，气往外走的力量不足，不能输送能量到四肢，则有可能指尖冷，也有可能整个手冷，或者手脚都冷。如果整个身体都偏冷，皮肤摸着比一般人冷，这就是阳虚非常严重的情况。

如果手脚偏热，则有可能是阴虚、胆火或胃燥这三种情况。如果只是手脚心发热，没有胆火的头面部发热等症状，就是阴虚。如果手脚偏热，伴随其他胆火症状则是胆火。如果手脚偏热是因为全身发热，伴随口渴严重等症状，则是胃燥。

八、头痛、头晕

头痛是气郁阻在头面部导致的，营卫不和、肝风、胆火、胃燥都有可能引起头痛，要结合其他情况来判断引起头痛的具体原因。

头痛是头面部的局部出现气郁阻，头晕则是整个头部的气运转不顺畅。引起头晕的第一个可能原因是脾湿，脾气运转不顺畅导致津液凝滞，如果津液在头面部运转不顺畅就会导致痰饮，痰饮则会导致头晕。

如果是头重如裹，头上像包了湿毛巾一样，感觉特别沉重，一低头感觉这个头就往下坠，这是脾湿的典型症状，是津液在头面部停留，气郁阻严重导致的。

如果头晕是一种眩晕，感觉天旋地转，这是气郁阻在眼睛周围，是胆气郁阻化热的典型症状。

九、鼻塞、咳嗽及眼部症状

鼻塞是因为气不能顺畅下降导致的，属于肺逆。而气不能顺畅下降还与脾湿、营卫不和有关。脾湿则气不能顺利下降，营卫不和则气不能在体表正常运转，就会导致气逆冲鼻窍而导致鼻塞，故鼻塞经常与感冒同时出现。肺气逆冲鼻窍则津液堆积而形成鼻涕，初期为清鼻涕，郁阻久了则为浓鼻涕。如果病人鼻息很热，则属于肺气郁阻化热。

咳嗽也是肺逆，肺气不顺畅下行而逆冲就会导致咳嗽。咳嗽有单纯的肺气上逆，也有其他脏气异常导致肺气上逆，最终体现就是肺气上逆而咳嗽。治疗的时候肺气上逆必须处理，而其他脏气的异常同时也要处理。

肝气滋养眼睛，眼部干涩、眼睛看东西模糊，这都是肝风枯槁。眼部的肿胀、疼痛则是肝风郁阻。眼睛如果胀痛、发红，则除了肝风郁阻化热之外，还有胆火的因素。肝气与胆气都属于木气，胆气不降则是肝气与胆气在眼睛部位郁阻堆积而化热。

十、身体疼痛

身体疼痛大部分都是局部之气郁阻造成的，主要与肝气郁阻相关，治疗用疏肝相关的药物。如果是某一条经络上的疼痛特别明显，则与这条经络之气的郁阻相关，治疗就要针对相应经络。如果确实是局部的疼痛，也要考虑是否有外伤、旧伤，是否为因伤滞留血瘀导致的疼痛。

心慌心悸是阳虚，是气升发到上面的能量不足导致的。口苦、咽喉干燥、目眩、胸胁疼等一般都是胆火引起的。

十一、发热

发热不是指手脚热、头热这样的局部症状，指的是全身的体温上升，俗称"发烧"。引起发烧的最常见原因有三个，分别是营卫不和、胆火、胃燥。

营卫之气郁阻会导致发热，而营卫不和一般还会导致怕风、怕冷，如果发热、怕风、怕冷同时存在，则发热往往是营卫不和。如果发热是那种一会儿热一会儿冷的情况，属于胆气郁阻导致的往来寒热，如果还有口苦、胸胁胀满的症状，则是属于胆火导致的发热。

如果没有怕风、怕冷，也没有口苦、胸胁胀满的症状，只有全身发热、口渴想喝很多水、怕热，这是属于胃燥导致的发热。如果病人腹部胀满、疼痛、不能按压，还有很多天不大便，则属于胃燥化热而引起病理废物燥屎的情况。

十二、舌象

正常的舌象是舌质淡红，舌体适中，表面稍有薄苔而不腻，里层微有红色而不干，舌头不会缩起来，舌体中间也没有裂缝。依靠舌头进行诊断主要是看舌体大小、舌体颜色、舌体形状、湿润干燥程度、舌苔情况。

如果舌头表面不平，特别是中间有凹陷，表明中气虚。如果齿痕多，说明脾湿与中气虚都有。如果舌头表面有裂纹，则是中气大虚与形体有损伤。

如果舌质颜色偏淡、发白，没有光泽，舌体跟水泡过一样，或颜色偏暗紫，舌通体滑润水湿，舌体特别胖大，都属于阳虚、中气虚、脾湿。如果舌质红、无苔，或者地图舌，就是舌苔局部缺损，或者舌体特别瘦小，这些都属于阴虚。

如果舌苔厚腻、湿润，是脾湿。如果舌苔厚腻得感觉密不通风，这就是脾湿很严重了。如果舌苔稍腻而发黄，则是脾湿化热所致。如果舌苔干厚发黄，则是胃燥。如果舌体鲜红、有芒刺，则是胆火。如果舌上出现暗紫色斑块，或者舌体红、偏暗色，则是血瘀。

第七章
用药心得

一、人参

人参,味甘、微苦,性微温。人参是补益中气的基本药物,也是最能恢复人体中气的药物。在中气亡脱、生命垂危的时候,人参有救逆的作用。人参还有生津液的作用。

1. 补中气

人参是补益中气最常用的药物。一般情况下,补中气首选人参。

2. 救亡脱

当人生命垂危的时候,会出现中气大量亡脱,气的运行无法维持,可以用大量的人参迅速补充人的中气,维持气的运行,以延长生命。中气亡脱者可用独参汤;阳虚而亡脱者可用人参、附子;阴虚而亡脱者可用人参、麦冬、五味子。

3. 生津液

人参在补益中气的同时,还能促使降敛之气和水结合而生成津液。在胃燥化热而消耗津液时，可与石膏同用以去热生津液。

党参功效与人参类似，但没有人参救亡脱的作用。因此在一般情况下，可以用党参替代人参，但在治疗急危重症时，以人参为宜。

人参根据生产环境不同，一般有野山参、移山参、林下参、园参之分；根据炮制方法不同，又有生晒参、红参、白参之分。

西洋参、太子参等与人参虽同属参娄，但药性相差较大，不可以用来代替人参。

人参的一般用量为5～15g，急危重症时可用至30g。党参的一般用量为15～30g，大量可用至50g。

二、甘草

甘草，味甘，性平。甘草是补益中气的基本药物，蜜炙的甘草有补中气、固护中气的作用；生甘草有清上浮之热的作用。

1. 补中气

甘草是最基本的补中气药物。甘草干姜汤、桂枝甘草汤等方剂中都是用甘草来补充中气的。不过甘草补充中气的力量比其他补中气的药物要弱。

2. 固护中气

甘草还有固护中气的作用，就是可以让中气的运行更加稳定。药物会对气的运行产生各种作用，这个时候就需要用甘草来稳固气的运行状态，让众多药物的药性更好地发挥，这是大部分方剂中使用甘草的原因。有的医书上称甘草的这个用处为调和药性，其实是一个意思。

3. 清上浮之热

甘草生用有清热的效果，对头面部、咽喉部气郁化热导致的疼痛特别有效。桔梗甘草汤、甘草汤、排脓汤中的甘草都是用的生甘草。

需要注意的是，甘草在固护中气的同时也会增强身体对水的固摄作用，因此在需要迅速增强体内水的代谢，促进小便的生成时，可以减少甘草的用量，在脾湿严重的时候，也不宜大量使用甘草。同样，在身体一气郁堵严重，需要迅速通开郁堵的时候，也可以减少甘草的使用。

甘草的一般用量为5～10g，如果用甘草补气，则可以用到20～30g。

三、干姜

干姜，味辛，性热。干姜是运转中气的基本药物，可以增加中气运行的动力，也可以增加气在脾胃处的能量释放，起到温热散寒的作用。

1. 运转中气

干姜可以加强脾胃之气的整体运行，带动整个中气运转，是运转中气最基本的药物。这种作用在理中汤、黄芽汤中体现得比较明显。

2. 升阳

干姜运转中气的力量是偏上升的，因此会加强中气的上升趋势，所以有升阳的作用。干姜的升阳作用主要体现在让脾气能正常上升。如果治疗阳虚，应该配合桂枝使用，让肝气、脾气一同上升。一般治疗阳虚重症，则干姜、桂枝、附子同用。四逆汤中就是干姜、附子同用。因为干姜有加强脾气上升的作用，因此在脾湿和痰饮的治疗中，也经常用到干姜。《伤寒论》中经常用干姜、细辛、五味子的组合治疗寒痰造成的咳嗽。

3. 温热

干姜可以加强气在脾胃处的能量释放，对于脾胃寒凝有极好的治疗效果。觉得脾胃处出现寒冷表现的情况，皆可使用。尤其在出现寒痛的时候，用干姜能有效缓解疼痛。如果是胃燥食积、脾胃之气化热伤津所致疼痛，则不宜使用。

干姜和生姜相比，温热力量更强，但是生姜有降胃气同时增加气外散的作用,所以在胃气下降受阻时,服用干姜有可能出现上火的表现,而服用生姜则不会出现。

干姜的一般用量为10~20g,如果情况较为严重,可以用到30g。因为干姜口感极为辛辣,如果用量过大,可能会使患者难以接受。

四、砂仁

砂仁,味辛,性温。砂仁是运转中气的基本药物,可以增强脾胃之气运行的动力,疏通脾胃之气的郁阻,祛除津液聚集产生的湿浊。

1. 运转中气

砂仁可以增强中气运转的动力。在治疗中气虚的时候,配合党参、白术、茯苓、干姜、甘草一同使用。对食欲不振,脾胃消化吸收能力弱的情况有很好的改善效果。

2. 行气和胃

砂仁芳香走窜之力较强,可以疏通脾胃之气的郁阻。在脾胃之气轻度郁阻而出现腹痛、呕吐等症状的时候,可以使用砂仁。

3. 芳香化湿

砂仁能加强脾胃之气对津液的运转,有很好的祛除湿浊的作用,可以在治疗脾湿的时候使用。

砂仁和干姜都能运转中气，干姜辛辣味道重，在运转中气的同时还有温中的效果，而砂仁芳香味道重，运转中气的同时还有祛湿的效果，但是温中力量弱。

砂仁和地黄同用，能减轻地黄"滋腻"药性对脾胃之气运行的阻碍。

砂仁能加强中气的运转，又能祛除湿浊，加强脾气的升发和胃气的降敛，对中气虚、阴虚、阳虚的治疗都有很大的帮助，因此在过去有"砂仁纳气归五脏""砂仁纳气归肾"的说法。

五、茯苓

茯苓，味甘、淡，性平。茯苓是运转津液的基础药物，可以增加脾胃之气运转津液的力量，使过量聚集的津液得到流转和代谢。茯苓同样可以加强身体整体对水的吸收、转化和排出，可以治疗水气和痰饮。

1. 运转津液

津液是气运行的载体，当中气虚而运转无力的时候，必然也会导致津液的运行不畅，导致津液的聚集，如果津液在脾胃聚集过多，中气的运行将会进一步受阻。因此，在治疗中气虚的时候，一般会用茯苓以运转津液，加强中气的运行，这个时候一般与白术同用。

2. 祛脾湿

脾气郁阻，导致津液郁阻停滞，就会造成脾湿。茯苓运转津液，可以治疗脾湿。

3. 利水化痰

津液停滞日久，就会形成痰饮，茯苓运转津液，可以防止痰饮的进一步滋生。茯苓可以加强身体对无法利用的水的排出，因此可以使身体内的水气和痰饮转化为尿排出体外。这个时候一般与猪苓、泽泻同用。

茯苓主要增强脾胃之气运转水的能力，减轻中气运行的阻力，而并不能补益脾胃之气的总量，因此是治疗中气虚的重要辅助药物，一般不单独使用。

茯苓还有一定的安神作用，可以作为辅助的安神药物使用。茯神与茯苓属于同源药物，但是茯神的安神作用较强，而运转津液作用稍弱。

如果是津液亏虚的人，不适宜用大量茯苓，可以用白术代替，白术有补津液的作用。

六、白术

白术，味甘、苦，性温。白术是补益脾胃之气的基本药物。一可以增加中气的总量；二可以加强脾胃之气的运转；三可以增强脾胃运转津液的能力；四还能促进津液和血的生成。

1. 补中气

白术有补益中气的作用，补益的力量弱于党参，但强于甘草。

2. 健脾胃

白术在补中气的同时，还能增强脾胃之气的运转，特别是增强脾胃对食物和水的吸收和转化。脾胃对食物的消化和吸收是中气生成的来源，因此补中气的时候，必用白术来健脾胃以增加中气的生成。脾胃消化食物的能力不足导致的食欲差、腹胀、便溏等情况都可以用白术治疗。脾胃之气不足导致大便排出不畅的时候，也可以用白术来增强脾胃之气，起到通便的效果。

3. 祛湿

白术还可以加强脾胃对津液的运转作用，减轻津液的聚集，因此还有祛湿的效果。在治疗轻度脾湿的时候，一般用白术配合茯苓使用。

4. 生津、血

白术可加强脾胃将水转化为津液和血的能力，因此在津液和血不足的时候，可以用白术来补津液和血。

如果白术炒后使用，祛湿的能力会增强，但是生津、血的能力就会减弱。因此，炒白术适用于祛湿，而生白术适用于生津、血。

苍术祛湿的效果大大强于白术，但是补中气和生津、血的能力弱于白术。一般在治疗脾湿时用苍术，而其他时候都用白术。

白术的一般用量为10～20g，如果用白术通便或生津、血，则可以用到40～60g。

七、桂枝

桂枝，味辛、甘，性温。桂枝是补阳的基本药物。桂枝能加强气上升的运动趋势，加强气的能量释放。桂枝行走之力强，能疏达木气的郁阻，还能疏通体表经络营卫之气的郁阻。

1. 温升阳气

桂枝可以加强整体一气上升的运动趋势，是补阳最基本的药物。桂枝还能增强气的能量释放，有温热散寒的作用。在用桂枝补阳的时候，一般会配合当归、白芍等能补养木气的药物一起使用。

2. 疏通木郁

桂枝能加强气运行的动力，可以疏通木气的郁阻。一般在木气郁阻而化寒的情况下用桂枝，如果木气郁阻而化热，则不用桂枝。用桂枝疏通木气郁阻的时候，可以配合川芎、白芍一同使用。桂枝还能增强血的运行,在治疗血瘀的时候,也经常配合活血破淤药物使用。

3. 通达营卫

桂枝能加强体表经络中营卫之气运行的力量,可以治疗营卫之气运行郁阻的情况。尤其对于气在膀胱经和颈、肩、双臂的郁阻有很好的疏通效果。一般配合生姜同用。

桂枝和肉桂是同一种植物的不同部分。桂枝的药性偏重于加强气运行的动力,是升阳气、通郁阻的药物。肉桂的药性偏重于加强气的能量释放,是温热散寒的药物。肉桂有补益气总量的作用,而桂枝没有。

桂枝的一般用量为10~30g。

八、附子

附子,味辛、甘,性大热。附子推动阳气升发的力量很强。附子能加强气的能量释放,有很强的散寒之力,对治疗寒凝郁阻的情况有很好的效果。附子能通过升发阳气而推动中气整体的运行,在阳虚重症危及生命的时候必用附子。

1. 温升阳气

附子是推动阳气升发力量最强的药物之一。在阳虚较重的时候,需要使用附子。附子偏重在肾气处增强阳气整体升发的力量,桂枝偏重在肝气处增强阳气上升的运动趋势,干姜偏重在脾气处增强阳气的运动趋势，所以在治疗阳虚的时候，可以干姜、桂枝、附子同用，也可以根据症状单独使用。一般当病人出现阳虚而手足冷的情况，则可以考虑使用附子。

2. 回阳救逆

肾气是阳气升发的起点，附子可以在肾气处增强阳气整体升发的力量，进一步推动中气整体的运转。面对阳虚而生命危急的情况，必须使用附子。一般配合人参、干姜、甘草一起使用。

3. 散寒破郁

附子温热之力很强，同时能增强气运行的力量，有很好的散寒破郁功效。面对郁阻而寒凝的情况，比如出现疼痛喜温，遇冷加重，都可以使用附子。脾胃虚寒较重的病人，可以配合干姜一起使用，以加强温热散寒的效果。

临床上一般使用经过炮制的附子，根据炮制方法不同，分有炮附片、黑附片、黄附片、白附片等种类，一般最常用的是黑附片。未经炮制的附子称为生附子，药效比炮制过的附子更加猛烈，在使用的时候需要煎煮至少一个小时以上，除特殊情况，一般不推荐使用。

有些医书认为附子的药性与半夏相反，因此不能同用，但是参考《伤寒论》等中医经典，并未发现明确的记载可以佐证这一观点。建议大家根据病情斟酌使用。

附子的一般用量为5～15g，如果病情较为严重，可以用到30～60g。

九、当归

当归，味甘、辛，性温。当归是补养木气的基本药物，可以补益木气的总量。当归可以促进升发之气与体液结合而生成血。当归可以增加木气的流动，促进血的运行，有活血的作用。

1. 补养木气

当归能补益木气，增加木气的总量。木气的运动趋势是上升的，因此在治疗阳虚的时候，可以用当归配合桂枝使用，桂枝增加气上升的运动趋势，当归增加上升之气的总量。在木气出现枯槁的异常状态时，也可以用当归增加木气的总量，治疗木气的枯槁。

2. 养血

当归可以促进阳气与体液结合而生成血。在治疗血不足的时候，必用当归。一般与川芎、桂枝同用。

3. 润木活血

当归在补益木气的同时，还能增加木气运行的动力，促进血的流动。因此古人称其能"补血调血"。在治疗木气郁阻和血瘀的时候，都可以用当归来搭配其他药物。妇科经、产诸病，大多与木气和血的运行有关，因此在治疗妇科疾病的时候，多会用到当归。

4. 润肠通便

当归在补益木气的同时，还能增强木气对大便的推动作用，因此有通便的作用。当归的通便作用是恢复人体正常排便的力量，对气虚导致的便秘有效，对气郁堵导致的便秘无效。

当归味道浓厚，有些人对当归的味道不适应，在服用后会出现恶心、胃痛的症状。当归不容易消化吸收，脾胃虚寒的人服用当归容易导致泻泄。在使用的时候需要注意。

当归的一般用量为10~20g。如果在治疗阳虚的时候和桂枝同用，当归用量不要超过桂枝的一半。

十、大枣

大枣，味甘，性温。大枣补益中气，偏重补益脾气，能促进阳气与体液结合而生成血。大枣比较黏腻，有缓和峻猛药物的药性，保护脾胃的作用。

1. 补中气

大枣可以补益中气，其补益力量比党参小。大枣在补益的同时，也会造成中气的运转缓慢，因此需要配合桂枝、生姜等可以增强中气运动的药物使用。在脾胃之气出现郁阻的情况下，不用大枣。

2. 助生血

大枣偏重补益脾气，脾气是负责上升的气，是阳气的一部分，因此在补阳气的时候，可以用大枣配合桂枝、干姜等能增强阳气上升动力的药物。阳气与体液结合则生成血，因此大枣可以促进血的生成。

3. 保护脾胃

大枣比较黏腻，在配合甘遂、大戟等峻下利水药物使用的时候可以缓和药性，起到保护脾胃的效果。

大枣比较黏腻，不好消化，使用的时候需要配合加强气运转的药物。在出现脾湿、胃燥、痰饮等异常的情况下，不建议使用大枣，因其容易造成症状的加重。

大枣的用量多以枚为单位，一般为3～10枚。

十一、半夏

半夏，味辛，性温。半夏是降胃气的基础药物，能推动胃气的下降，同时加强中气的运转，减轻津液的过量聚集，达到祛湿化痰的效果。

1. 降胃气

半夏是推动胃气下降最典型的药物之一。胃气是阴气降敛的主要动力，可以用半夏增强阴气的降敛运动趋势，与黄芪等补益的药物同用，治疗阴虚。半夏一般配合生姜使用以共同降胃气，配合厚朴、枳实治疗胃燥。半夏还能通过降胃气带动肺气和胆气的降敛，一般在治疗肺逆和胆火的时候，都会用半夏辅助治疗。

2. 祛脾湿

半夏可以通过降胃气来推动整个中气的运转，以减轻脾胃之气运行不畅导致的津液聚集，达到祛除脾湿效果。一般与陈皮、苍术同用。

3. 化痰饮

半夏降胃气，运转中气的力量很强，不仅能祛除脾湿，减少痰饮的生成，还能推动已经形成的痰饮逐步转化消散，排出体外。一般与茯苓、橘红、白芥子、竹茹同用。

生半夏药性过于峻猛，因此临床一般使用的半夏都是炮制后的半夏。根据炮制方法不同，有法半夏、姜半夏、半夏曲等类型。法半夏偏重祛痰；姜半夏偏重止呕；半夏曲偏重运转中气，助消化。

半夏能加强脾胃对津液的运转，在津液不足的时候，不可单独使用，需配合补充津液的药物。

半夏的一般用量为10～20g。

十二、生姜

生姜，味辛，性微温。生姜是降胃气的基本药物，可以运转中气，尤其能加强胃气下降的力量。生姜也可以加强气向体表外散的力量，增加气在体表和经络中运行的动力。生姜还可以增加气在体表的能量释放，起到散外寒的作用。

1. 运转中气，降胃气

生姜可以加强胃气下降的力量，是降胃气的基本药物。一般和半夏同用，有止呕的作用。生姜半夏同用，也是帮助一气整体下降，是治疗阴虚的基础药物。

2. 行经发表

生姜可以增强气向体表发散的力量，也会加强体表之气在经络中行走的力量。一般在治疗营卫之气异常的时候，都会使用生姜。生姜也有一定的发汗功效。一般可以与桂枝同用。

3. 散表寒

生姜可以增强气在体表的能量释放。体表及四肢发冷的时候，可以用生姜。

生姜和干姜都有温热散寒的效果，但是干姜偏重温暖脾胃，力量较强，而生姜偏重温暖体表，且力量较弱。生姜发散的力量比干姜强。生姜皮还有增加小便排出的作用。

生姜的一般用量为20~40g，如果和半夏同用，其用量一般为半夏的两倍。如果是治疗营卫不和或者很怕冷的情况，生姜可以用到60g。生姜也有减轻药物副作用的效果，一般在用半夏、胆南星的时候，都会用到生姜。

十三、五味子

五味子，味酸、甘，性温。五味子是降敛肺气的基本药物，能增加肺气的降敛，同时增加整个阴气的降敛趋势。五味子还能促进阴气与体液结合而生成津液。

1. 降肺气

五味子能降敛肺气，在肺气上逆出现咳、喘、短气等症状时，都可以使用五味子治疗。一般与半夏、陈皮、杏仁同用。对痰饮导致的肺气不降，不能用五味子治疗。

2. 助气敛藏

五味子能增加整个阴气降敛的力量，多用于阴虚的治疗。一般与麦冬、玄参同用。五味子尤其能增强气的藏敛作用，对气不能收藏导致的遗精、遗尿、滑泻、多汗等症状有很好的疗效。一般与山茱萸同用。

3. 生津液

五味子可以促进阴气与水结合而生成津液，可以治疗津液不足的情况。一般与麦冬、玄参、乌梅同用。

五味子会加强气藏敛的能力，减弱气流动的力量，在气郁堵比较严重的时候，不适合用五味子。

五味子的一般用量为3～10g。在阴虚较为严重或不能藏敛情况较为严重的情况下，可以用到15～20g。

十四、黄芪

黄芪，味甘，性微温。黄芪是治疗阴虚的基本药物。黄芪能补益中气，偏重补益在外在上之气。黄芪能补益体表经络中运行的气，增强气在经络中运行的力量。

1. 补益中气

黄芪能补益中气，补益之力弱于人参，和党参类似。一般在中气虚较为严重的时候，使用大量的黄芪，增强补益中气的效果。

2. 补益在上、在外之气

黄芪能补益人体在上、在外那部分的气，如：肺气、体表经络中的气。这一部分气的正常运动趋势总体是降敛的，因此黄芪有补益阴气的作用，是治疗阴虚的基本药物。黄芪虽然能补益阴气的总量，但是不能加强阴气的降敛趋势，因此要配合半夏、五味子，才能起到治疗阴虚的效果。

3. 恢复体表经络之气的正常运行

黄芪能补益体表经络之气，因此体表经络之气不足造成的各种异常，都可以用黄芪来治疗。体表之气不足导致出汗过多，难以收敛，可以用黄芪配合五味子、浮小麦治疗。体表之气不足导致怕风，可以用黄芪配合桂枝治疗。消除体表的水肿，可以用黄芪配合白术、茯苓、防己治疗。黄芪还可以加快体表各类伤口的恢复速度，对体表的各类疮疡的恢复也有很好的效果。

营卫之气郁阻不通的时候，不可用黄芪。胆火严重的情况下，用黄芪时需要配合清胆火的药物使用，不可单独使用。

黄芪的一般用量为15～30g。气虚严重的情况下可以用到30～120g。

十五、山药

山药，味甘，性平。山药又名薯蓣，能补益中气，能增强气的降敛和收藏的力量，还能加强津液的生成。

1. 补益中气

山药能补益中气，补益的力量很平和，是补气常用的药食同源之品，可以常服、久服。一般与陈皮同用。

2. 助气藏敛

山药能增强阴气降敛和收藏的能力，多用于阴虚、中气大虚的治疗。在治疗中气大虚时，多与山茱萸同用。

3. 生津液

山药能加强津液的生成，多用于中气大虚导致津液损耗过度的治疗。一般与天花粉、麦冬、生白术同用。

山药的一般用量为10～30g。

十六、玄参

玄参，味甘、苦、咸，性微寒。玄参是治疗阴虚的基本药物。玄参能加强阴气降敛的趋势。玄参能清气降敛不畅、郁结而生的郁热。玄参能消散气郁阻在颈部而导致的形体结块。

1. 助气降敛

玄参能加强阴气降敛的趋势，因其性稍寒，一般在阴虚偏发热的时候使用。

2. 清郁热

玄参能清气降敛不畅、郁结而生的郁热。肺、胆、胃之气郁结所化之热都可以用玄参治疗，但对咽喉部郁热最为有效。一般配合黄芩、连翘使用。

3. 散郁结

玄参能消散气在颈部郁积而导致的形体结块。一般配合海藻、昆布、夏枯草、贝母、蒲公英等药物使用。

玄参虽然性偏寒，但是对中气的损伤较小，中气虚不严重者可以长期服用。脾胃之气虚寒或脾湿严重者不可服用。

玄参的一般用量为5～15g，郁热严重者可以用到30～50g。

十七、麦冬

麦冬，味甘、微苦，性微寒。麦冬能加强肺气的降敛，同时增强整体阴气的降敛。麦冬能清除气不能降敛、能量过度释放而导致的烦热。麦冬能促进阴气与体液结合，生成津液。

1. 降肺气

麦冬能加强肺气的降敛，其性偏寒，对肺气不降而出现郁热的情况最为适合。多与半夏、杏仁同用。

2. 助气降敛

麦冬能增强阴气的降敛趋势，是补阴的常用药物。多与五味子同用。

3. 清烦热

麦冬能清除气不能降敛，浮散在外，导致能量过度释放而造成的烦热。多与玄参同用。

4. 生津液

麦冬能加强阴气与体液的结合，促进津液的生成，可以治疗心烦口渴。多与人参、五味子同用。

麦冬性偏寒凉，在使用的时候可以考虑佐用干姜。中气大虚、脾胃之气虚寒、脾湿的人不适用麦冬。

麦冬的一般用量为5～15g。

十八、牡蛎

牡蛎，味咸，性微寒。牡蛎能助阴气降敛，同时能加强神的收敛。牡蛎能消散形体上的结块。牡蛎能清阴虚导致的虚热，减轻对津液的损耗。

1. 降气敛神

牡蛎能帮助阴气收敛，尤其能加强对神的收敛，对阴虚的同时出现心慌易惊、精神烦躁不安等症状有很好的治疗效果。一般与龙骨同用。

2. 软坚散结

牡蛎能消散形体上的结块，尤其对胆气郁阻造成的结块有较好的疗效。一般与柴胡、鳖甲同用。牡蛎对痰也有一定的祛除效果，可以治疗形体上痰饮导致的结块。一般与贝母同用。

3. 除烦渴

牡蛎能清除阴虚气不能降敛导致的虚热，减少对津液的损耗，起到除烦渴的作用。一般与玄参、麦冬、天花粉同用。

牡蛎一般用生牡蛎。煅牡蛎有较强的收敛效果，可以缩小便、止带下，但没有敛神和散结作用，一般不推荐使用。

牡蛎的一般用量为10～30g。

十九、麻黄

麻黄，味辛、微苦，性温。麻黄能开汗孔而发汗，大力祛除营卫之气在体表的郁阻。麻黄还能对肺气的郁阻起到一定的疏通作用。

1. 开汗孔

麻黄有强力的开汗孔、发汗的作用，一般用于营卫郁阻严重而导致的汗孔闭塞、产出不畅的情况。麻黄发汗的力量非常强，是最常用的发汗药物，通常只在无汗的情况下使用。一般与桂枝同用。

2. 散表郁

麻黄能大力破开营卫之气的郁阻，能消散伴随营卫之气郁阻而出现的水肿。一般与白术同用。麻黄对体表阴疽和结块的治疗也有一定的帮助。一般与熟地黄、白芥子同用。

3. 破肺郁

肺气主皮毛，营卫之气的运行和肺气的运行有比较密切的关系，因此麻黄疏通营卫之气也可以协助肺气郁阻的疏通。一般与杏仁同用。

麻黄发汗之力极强，对气的耗损很大，中气虚之人慎用。麻黄性热，营卫之气化热的情况下不用麻黄。

麻黄的一般用量为5～20g。

二十、浮萍

浮萍，味辛，性寒。浮萍能减轻营卫之气的郁阻，善于开汗孔而发汗。浮萍性寒，能清体表之气郁阻，清在皮肤上产生的种种热象。浮萍还能消除体表水气造成的水肿。

1. 发汗解表

浮萍最主要的功能就是打开汗孔而发汗，减轻营卫之气的郁阻。浮萍的发汗力量弱于麻黄，其性寒，多用于身体有郁热而营卫不和、汗出不畅的情况。可用于麻疹等疾病的治疗。

2. 清皮肤之热

浮萍性寒，在疏通营卫之气的同时，还能清皮肤之热。多用于因营卫不和而导致皮肤出现红肿、瘙痒等情况。可用于荨麻疹的治疗。

3. 消水肿

浮萍能推动营卫之气的运行，消散体表的水肿。多与白术、茯苓同用。

浮萍性寒，更适合有郁热的情况使用。

浮萍的一般用量为5~15g。

二十一、紫苏叶

紫苏叶，味辛，性温。紫苏叶有发汗的作用，能疏通营卫之气的郁阻。紫苏叶能加强脾胃之气的运转，对胃气上逆和脾湿有一定的治疗作用。紫苏叶还可以治疗过度食用鱼蟹而导致的中毒。

1. 发汗解表

紫苏叶能疏通营卫之气的郁阻，有明显的发汗作用。紫苏叶的发汗作用弱于麻黄，不伤中气，若病人有营卫不和的情况，但是尚能出汗或中气稍虚，可以用紫苏叶代替麻黄。

2. 降胃气

紫苏叶能加强脾胃之气的运转，能治疗胃气上逆而造成的胸闷、呕吐、胃部不适等情况。多用于营卫不和兼有胃气上逆的治疗。紫苏叶配合半夏、厚朴，可以治疗胃气不降导致的梅核气。

3. 祛脾湿

紫苏叶能增强脾胃之气对津液的运转，有祛脾湿、止泄泻的作用。多用于营卫不和兼有脾湿泄泻的治疗。可与藿香同用。

紫苏叶的一般用量为10～30g。

二十二、杏仁

杏仁，味苦，性微温。杏仁是治疗肺逆的基本药物。杏仁能加强肺气的降敛力量，同时能破开肺气的郁阻，能治疗肺逆导致的各种情况。杏仁在降肺气的同时，还能加强大肠之气的运行，推动大便的排出。

1. 降肺破郁

杏仁能加强肺气的降敛力量，是比较强力的降肺气的药物。杏仁还能破开肺气的郁阻，对肺逆造成的各类咳嗽、气喘、气短、胸闷均有很好的治疗效果。一般与半夏、生姜、厚朴同用。

2. 润肠通便

肺气与大肠之气有比较密切的关系，杏仁在降敛肺气的同时，还能增强大肠之气的运行，尤其能减轻大肠内部的干燥情况，帮助大便顺利排出。可用于中气虚而大便排出不畅的情况。一般与白术、火麻仁同用。

杏仁适用于肺气郁阻而上逆的情况，不适宜用于肺气虚而不降的情况。

杏仁有苦杏仁、甜杏仁之分，苦杏仁药性更强，且有一定的毒性，一般需要炒用。小儿、老人及久病的人，可以使用甜杏仁。

杏仁的一般用量为5～15g。

二十三、白芍

白芍，味酸、苦，性微寒。白芍能平抑木气郁阻产生的冲击。白芍能补益肝气。白芍性寒，能清肝气和胆气郁阻而产生的热。

1. 平肝风

白芍能平抑木气郁阻产生的冲击，尤其对木气异常冲击导致的腹痛有很好的疗效，一般与桂枝同用。白芍能缓解木气郁阻而导致的肢体拘挛、僵硬、难以屈伸等症状，一般与木瓜同用。白芍对女性因为木气郁阻而导致的经期腹痛等问题有很好的治疗效果，一般与当归同用。

2. 养肝气

白芍能补益肝气，其补益作用比当归弱。一般在肝气虚同时还有肝郁的情况下使用，多与桂枝、川芎使用。在肝气枯槁的情况很严重的时候，可以白芍、当归、地黄同用。

3. 清肝胆热

白芍可以清肝胆之气郁阻而产生的热。一般配合牡丹皮、柴胡使用。白芍对中气的损伤不大，中气不虚的人可以长期使用。

白芍和赤芍的功效区别，目前仍然有待进一步研究。一般来说，白芍补益肝气的力量更强，赤芍平抑肝风的功效更强。赤芍还有活血的作用。

中气大虚、脾胃之气虚寒及脾湿的人不建议用白芍，或者可以用炒白芍。

白芍的为一般用量5~15g，重症可以用到30~50g。

二十四、苍术

苍术，味辛、苦、性温。苍术是治疗脾湿的常用药物。苍术能加强脾胃之气的运转，祛除脾胃之气停滞而产生的湿浊。

1. 运转中气

苍术能加强中气的运转，可以治疗脾胃运转无力导致的腹胀、食欲不振、消化缓慢等症状。

2. 祛脾湿

苍术能疏通脾胃之气的郁阻，对津液聚集不化而产生的湿浊有很好的祛除作用。一般与陈皮、藿香同用。

舌苔厚腻的时候推荐使用苍术；津液不足的情况下不建议使用苍术。

苍术的一般用量为10~20g。

二十五、陈皮

陈皮,味苦、辛,性温。陈皮能加强肺气与胃气降敛的力量,疏通肺气和胃气的郁阻。陈皮能推动脾胃之气的运行,消散津液的过量聚集,起到祛湿化痰的作用。陈皮能加强脾胃对食物的消化,有开胃消食的作用。

1. 降气破郁

陈皮能推动肺气和胃气向下降敛,疏通肺气和胃气的郁阻,可以用来治疗肺逆和胃燥。一般与半夏、厚朴、杏仁、生姜、枳实同用。

2. 祛湿化痰

陈皮能推动脾胃之气的运行,使过量聚集的津液疏散开,有祛湿化痰的功效。一般与茯苓、苍术同用。

3. 开胃消食

陈皮能加强脾胃对食物的消化和吸收,有增强食欲,促进消化的作用。一般与山楂、麦芽同用。陈皮经常和补气药物搭配使用,以增强脾胃对补气药物的吸收,防止补气药物导致脾胃之气停滞的情况发生。

青皮的功效偏于疏散肝气的郁阻,陈皮的功效偏于疏通肺胃之气的郁阻,加强脾胃之气的运转。

橘红化痰作用强于陈皮,但降气破郁作用较弱。

陈皮的一般用量为5～15g。

二十六、藿香

藿香，味辛，性微温。藿香能加强脾胃之气的运行，疏通脾胃之气的郁阻，祛除津液停滞化生的湿浊，加强胃气的降敛。藿香还能加强营卫之气的运行，疏通营卫之气的郁阻。

1. 祛脾湿

藿香能加强脾胃之气的运行，疏通脾胃之气的郁阻，让停滞的津液恢复流动，祛除湿浊。藿香是治疗脾湿的基本药物，一般在舌苔厚腻的时候使用，与苍术同用。

2. 降胃气

藿香能疏通胃气的郁阻，恢复胃气的降敛。多用于脾湿导致胃气上逆的情况。与半夏、厚朴同用。

3. 散营卫之郁阻

藿香气味芳香，能加强体表之气的运行，可以宣散营卫之气的郁阻。可以在营卫不和伴脾湿的情况下使用，夏季感冒多出现这一类情况。多与苍术、佩兰、香薷同用。

藿香药性猛烈，气虚者慎用。

藿香的一般用量为10～30g。治疗脾湿时，需重用。

二十七、石膏

石膏,味甘、辛,性大寒。石膏能清除胃气和肺气郁阻而产生的热,缓解郁热导致的心烦口渴的情况,还能帮助胃气的正常降敛。

1. 清胃热

石膏能清除胃气和肺气的郁热,尤其是对胃气郁热导致的全身高热有很好的退热效果,其可使用的典型症状是:高热、烦、渴。石膏虽然清热,但是对中气的损伤并不严重,是清胃热的常用药物。一般与山药、知母、玄参、麦冬同用。石膏不能清胆火,在使用的时候需要注意诊断清晰。

2. 除烦渴

石膏可以缓解胃气郁热对津液的耗损和对心神的干扰,因此有解渴除烦的效果。可以与芦根、天花粉同用。如果配合人参或党参使用,还能促进津液的生成。

3. 助降敛

石膏可以增强胃气向下降敛的力量,对胃燥导致的大便干燥,难以排出也有一定的效果。如果是中气虚导致的大便难以排出,不可以用石膏。

石膏不溶于水,其用量比其他清热药物稍大。一般用量为10～30g，重症可以用到60g。

二十八、知母

知母，味苦、甘，性寒。知母可以清肺气、胃气郁阻之热，也能清阴虚气不降敛导致的烦渴。

1. 清胃热

知母可以清肺气、胃气郁阻之热，多用于肺、胃之气郁阻化热，导致全身发热的情况，一般与石膏、黄芩同用。

2. 除烦渴

阴虚而气不降敛，会造成气在上半身、头面部堆积过多，能量过量释放而产生虚热，有时会造成心烦口渴等症状。知母可以清阴虚导致的虚热，治疗心烦和口渴。一般配合麦冬、五味子使用。知母还可以治疗阴虚化热而导致的心烦多梦，一般配合酸枣仁、川芎使用。

知母苦寒，易伤中气，中气虚及脾胃虚寒的人慎用。

知母的一般用量为5～10g。

二十九、厚朴

厚朴，味苦、辛，性温。厚朴能加强胃气降敛的力量，疏通胃气的郁阻。厚朴能加强脾胃对食积的转化和排出。厚朴能增强脾胃之气的运转,祛除津液停滞而产生的湿浊。

1. 通降胃气

厚朴能增强胃气降敛的力量,同时能疏通胃气的郁阻。多用于胃燥出现明显郁阻的情况。一般与半夏、枳实同用。胃气不降有时会影响到肺气不降,厚朴有时可用于肺逆的治疗,一般与杏仁同用。

2. 排食积

厚朴能加强脾胃对宿食的消磨、吸收,以及对燥屎的传导排出,是治疗食积的常用药物。厚朴多用于郁阻导致的大便排出异常。一般与大黄、枳实同用。

3. 祛湿浊

厚朴能加强脾胃之气的运转,加强津液的流动,祛除津液停滞而产生的湿浊,因此对脾湿和痰饮的治疗也有一定的效果。多与苍术、陈皮同用。

厚朴性温,不伤中气,是最常用的降胃气、破郁阻、排食积药物。

厚朴的一般用量为5～15g,郁阻严重可用到30g。

三十、枳实

枳实,味苦、辛、酸,性微寒。枳实能大力疏通胃气的郁阻，泻下肠腹中积存的宿食和燥屎，对气的郁阻导致的有形结块也有消除作用。

1. 破郁阻

枳实能大力疏通胃气的郁阻，对胃气郁阻严重导致的腹部胀满、疼痛等症状，有较好的疗效。多与厚朴、木香、槟榔同用。

2. 通肠腹

枳实对肠腹中的宿食和燥屎有很强的泻下作用，是治疗食积的常用药物。其泻下力量强于厚朴。其性寒冷，能同时清除食积和气郁导致的热。一般与厚朴、大黄同用。

3. 消积满

枳实能在破开气郁阻的同时消除形体层面的积块，对胸腹部的积块有较好的效果。但一般不用于气郁寒凝而导致的积块。一般与白术、陈皮同用。

枳实性寒冷，又能破气，对中气有一定的损伤，中气大虚及脾胃虚寒者慎用。

枳实的一般用量为5～15g。

三十一、大黄

大黄，味苦，性寒。大黄有很强的泻下作用，能涤荡肠腹中的一切积滞，清除肠腹中的各种郁热，对各类痈肿也有很好的治疗作用。

1. 涤荡肠腹

大黄能涤荡肠腹中一切积滞，是治疗食积的常用药物。一般用于食积化热，出现高热不退，五六日或七八日不大便，神昏谵语，腹胀拒按，舌苔黄厚干燥甚至发黑的情况，且多与枳实、厚朴、芒硝同用。大黄还能治疗肠腹中血瘀阻滞的情况，一般与牡丹皮、桃仁、红花同用。

2. 清除积热

大黄能清除肠腹中的各种积热，对胃燥化热及脾湿化热伴有食积的情况都有很好的疗效。对气郁化热导致的吐血、衄血也有疗效，在使用的时候可用开水冲泡服用。

3. 消肿散痈

大黄能治疗各类痈肿。不论是体表痈肿还是腹部的痈肿，只要出现红、肿、热、痛等化热严重的表现，均可用大黄治疗。一般与牡丹皮、金银花、连翘同用。

大黄泻下之力峻猛，若无严重的郁阻，不可使用。若老年人使用，可蒸熟后使用。

大黄的一般用量为3～10g。

三十二、牡丹皮

牡丹皮，味苦、辛，性微寒。牡丹皮能清肝气郁阻产生的热，同时能大力疏通肝气，破除血瘀的阻碍。

1. 清肝热

牡丹皮性寒，能清肝气郁阻所化之热，多用于骨蒸潮热的治疗。对肝郁化热导致的出血及发斑也有很好的疗效。多与地骨皮、桑白皮、玄参同用。

2. 行气活血

牡丹皮能疏通肝气，破除血瘀的阻碍，是治疗血瘀的常用药物。对血瘀导致的各类癥瘕积聚及各类痈肿都有很好的消散效果。多与当归、桃仁、红花同用。

牡丹皮性寒，易伤中气，中气大虚及脾胃虚寒者慎用。

牡丹皮的一般用量为5～15g。

三十三、川芎

川芎，味辛，性温。川芎能疏通肝气的郁阻，增强肝气运动的力量，对血瘀的治疗也有一定的帮助。川芎对肝气郁阻导致的各类月经问题及身体各部位疼痛都有很好的疗效。

1. 舒肝郁

川芎能疏通肝气的郁阻，是常用的疏肝行气药物。川芎能疏通肝气，不能补益肝气，其性比较燥烈，需要配合补益肝气的药物使用。一般配合当归、白芍使用。

2. 助活血

川芎能通过加强肝气的运转来增强血的流动，对血瘀有一定改善，一般辅助活血药治疗血瘀，对血瘀造成的疼痛有比较好的疗效。多与红花、桃仁、乳香、没药同用。

3. 调经止痛

川芎对肝气郁阻导致的各类月经问题及身体各部位疼痛都有很好的疗效。因此多用于月经的调理及各类疼痛的治疗，尤其是在治疗肝气郁阻导致的头痛时，必用川芎。

木气枯槁时不宜用川芎。

川芎的一般用量为5~15g。

三十四、天麻

天麻，味甘，性平。天麻能平抑肝气郁阻产生的冲击，尤其对肝风导致的头晕、头痛、四肢抽动、癫痫等症状有很好的治疗效果。

1. 平肝风

天麻能平抑肝气郁阻产生的冲击，是治疗肝风的常用药物。天麻药性平润，能稍稍补养肝气，既不燥烈，也不寒凉，因此用途非常广泛。

2. 除痛眩

天麻擅长治疗因肝风导致的头痛、眩晕症状。一般与川芎、钩藤同用。天麻对肝风伴脾湿、痰饮而导致头晕的情况也有很好的疗效，一般与白术、半夏同用。

3. 止抽搐

天麻对肝风导致的各类肢体抽搐、活动不利有很好的疗效。不论是局部的还是全身性的抽搐、活动不利均可使用。一般与全蝎、地龙、僵蚕同用。

天麻对头痛的治疗效果较好，但不能治疗因营卫不和导致的头痛。白芍对腹部疼痛的治疗效果较好。

天麻的一般用量为5～15g。

三十五、龙胆草

龙胆草，味苦，性寒。龙胆草能清除肝气郁阻所化之热，对肝气下陷所化之湿热也有很好的清除作用。

1. 清肝热

龙胆草的清热之力很强，能专门清除肝气郁阻所化之热。一般配合黄芩、柴胡使用。

2. 清湿热

龙胆草对肝气下陷所化之湿热有很好的清除作用，对各类湿热下注产生的潮湿、瘙痒、红肿、疼痛、流脓等症状有较好的效果。一般与黄柏同用。

龙胆草清热之力强，对中气的损害也较大，不可久用，如无明显适应证，不可使用。

龙胆草的一般用量为2～10g，切不可大量使用。

三十六、黄柏

黄柏，味苦，性寒。黄柏能清肝气下陷而导致的湿热，尤其对于湿热痢疾、淋症、痔疮及生殖系统相关的湿热症状都有很好的疗效。黄柏对其他部位气郁伴津液停滞而产生的湿热也有治疗作用，如黄疸及湿热导致的肢体关节异常。黄柏同样对其他情况的肝气郁阻化热也有一定的治疗作用。

黄柏苦寒，能伤中气，若无明显郁热的情况，不可使用。黄柏在使用的过程中要注意中病即止，不可久用。

黄柏的一般用量为5～15g。

三十七、熟地黄

熟地黄，味甘，性微温。熟地黄能补益肝气，同时还能促进血的生成。熟地黄长期服用还可以促进精的生成。古人有"滋补肝肾"的说法。

1. 补益肝气

熟地黄能补益肝气，其补益力量大于当归。熟地黄会使气的运行变得缓慢，因此不能在阳虚的时候用熟地黄配合桂枝补阳气。在肝气出现枯槁异常的时候，可以考虑使用熟地黄。

2. 助生血

熟地黄在补益肝气的同时，还能加强升发之气与体液的结合，促进血的生成。

3. 助生精

熟地黄补益的气有凝滞不动的特点，因此能在脏腑里和体液结合生成精，储藏起来。

熟地黄因为补益的气流动性很低，因此被称为"滋腻之品"。熟地黄会影响中气的正常运行，中气虚的人，服用熟地黄很容易出现腹胀、胸闷、食欲差等症状，因此古人称熟地黄"碍胃"。在有阳虚、脾湿、胃燥和痰饮的情况下，均不推荐使用熟地黄。在中气充足而没有邪气和病理废物的情况下，可以用熟地黄以达到养血生精、改善体质的效果。

熟地黄在使用的时候，可以佐用砂仁，以减轻对中气的影响。

熟地黄的一般用量为10～20g，在虚损严重的情况下，可以用到50～60g。

三十八、山茱萸

山茱萸，味酸、涩，性微温。山茱萸能补益肝气，同时能加强中气的敛藏,防止因中气大虚、固摄无力而导致的耗散。

1. 补肝气

山茱萸能补益肝气,滋养精血,是治疗中气大虚的常用药物。山茱萸补益肝气的效果较强,且不滋腻,易于脾胃的消化吸收。在补益中气大虚的时候,一般与山药同用。

2. 助敛藏

山茱萸能加强中气的敛藏,在治疗中气严重虚损,不能固摄,进而出现中气将要亡脱的症状时,多用山茱萸以收摄耗散之气。一般与人参同用。对出现阴部多汗、小便频数、遗精等气的固摄功能不足的情况,也可以用山茱萸治疗。

山茱萸使用时需要去核,只以果肉入药,因此有时也称为山萸肉。

气郁阻严重时,不宜用山茱萸。

山茱萸的一般用量为5~10g,急救时可用到30~50g。

三十九、柴胡

柴胡,味辛、苦,性微寒。柴胡能清胆气郁阻化的热,同时能加强胆气降敛,疏通胆气的郁阻。柴胡能治疗营卫不和伴胆火导致的各类发热情况。

1. 清胆火

柴胡能破除胆气的郁阻，清除胆气郁阻导致的郁热，是治疗胆火的首选药物。一般与黄芩、白芍同用。

2. 降气破郁

柴胡能加强胆气下降的力量，疏通胆气的郁阻，同时能加强整体阴气降敛的力量。在胃燥和肺逆的时候，往往也会导致胆气郁阻，这时如果只是治疗胃燥和肺逆可能会效果不理想，可以用柴胡辅助治疗。一般与半夏、杏仁、厚朴同用。

3. 退热

柴胡能治疗营卫不和伴胆火导致的各类发热情况，如往来寒热、长期低热。有时候也用于长期不明原因的高热。一般与桂枝同用。

柴胡推动气降敛的力量很强，可以在治疗阴虚的时候使用，但对中气有一定的耗损，不可大量长期使用。

柴胡的一般用量为5～15g。胆火严重或用于退热时，可用到30～50g。

四十、黄芩

黄芩，味苦，性寒。黄芩能清胆气郁阻的热，同时能治疗因胆火导致的肺胃郁热，对胃肠的湿热也有一定的疗效。

1. 清胆火

黄芩能清胆气郁热,是治疗胆火的常用药物。对胆火导致的咽痛、牙痛、口疮等口鼻之热有很好的效果。一般与柴胡同用。

2. 清肺胃热

胆火经常会影响到肺胃之气的运行,造成肺胃郁热,出现咳嗽、呕吐的同时伴有明显的化热症状。黄芩清胆火能同时清肺气和胃气的郁热,可以用于这种情况的治疗。一般与半夏、黄连同用。

3. 清胃肠湿热

黄芩能清胃肠道的湿热,对湿热泄泻、湿热痢疾及黄疸病有一定的治疗效果。一般与黄柏、猪苓同用。

黄芩苦寒,中气虚及脾胃虚寒的人慎用。

黄芩能清热但不能疏通胆气的郁阻,因此多配合柴胡使用。

黄芩的一般用量为5～10g。

四十一、鸡内金

鸡内金,味甘,性平。鸡内金能增强脾胃对食物的消化吸收能力,增强人体对各类结石的磨化,还能加强膀胱对小便收敛的力量。

1. 开胃消食

鸡内金能增强脾胃对食物的消化吸收能力，多用于因消化能力差而导致的各类食积的治疗。一般与白术、神曲、麦芽、山楂同用。

2. 化石通淋

鸡内金能治疗各类结石，增强人体对结石的磨化作用，是常用的消石药物。可治疗小便中有砂石的情况，一般与金钱草、猪苓、车前子、瞿麦同用。可治疗胆结石疼痛，一般与枳实、柴胡、白芍、川楝子同用。

3. 止遗尿

鸡内金能加强膀胱收敛小便的力量，治疗小儿遗尿及大人尿床。

鸡内金生用化石通淋，炒用开胃消食。

鸡内金的一般用量为5～10g。

四十二、麦芽

麦芽，味甘，性平。麦芽能补益脾胃之气，加强脾胃之气的运转，增强脾胃对食物的消化吸收能力。大量使用可以回乳。

1. 健脾消食

麦芽对脾胃之气有一定的补益作用，同时能增强脾胃之气的运行,加强脾胃对食物的消化吸收作用,能化一切米面果实积滞。多与山楂、神曲炒焦同用。

2. 回乳

麦芽炒后大量使用,可以减少孕妇乳汁的分泌,有回乳的作用。

麦芽生用有一定的加强肝气升发的作用,多用于肝气郁阻冲击脾胃导致疼痛的治疗。炒麦芽多用于脾胃虚弱且宿食不化的治疗。

麦芽的一般用量为10～20g,回乳可用到50g。

四十三、山楂

山楂,味酸、甘,性微温。山楂能加强脾胃对食物的消化,同时能增强肝气的运行,对肝气郁阻和血瘀有一定的治疗作用。

1. 消食导滞

山楂能加强脾胃对食物的消化作用,是治疗宿食的常用药物,对肉食积滞的治疗效果最好。一般与神曲、麦芽炒后同用。

2. 行气活血

山楂能增强肝气的运行,对肝气郁阻和血瘀有一定的治疗效果。常用于气郁或血瘀导致的各类痛症。一般生用,与桃仁、红花、川芎同用。

山楂炒用消食作用强,生用行气活血作用强。若无食积及郁阻,不可多用。

山楂善消肉积,神曲善消谷积,麦芽善消面积,三者常炒焦同用,以相互配合,增强消食化积的力量,称为"焦三仙"。

山楂的一般用量为5~15g。

四十四、神曲

神曲,味甘、辛,性温。神曲能增强脾胃之气消化食物的能力,一方面能增强食欲,起到开胃的效果;另一方面能增强消化食物的能力,起到消化宿食的效果。神曲擅长增强脾胃对面食的消化,一般与山楂、麦芽同用。

神曲生用有一定的发散营卫郁阻之气的作用,多用于感冒而伴有食积的治疗。治疗食积时则炒焦使用。

神曲的一般用量为5~10g。

四十五、肉苁蓉

肉苁蓉,味甘、咸,性温。肉苁蓉能补益肾气,同时能促进津液的生成,滋润大肠。

1. 补养肾气

肉苁蓉能补养肾气，增加阳气的总量，配合增强阳气升发的药物起到治疗阳虚的效果。一般配合附子、桂枝、菟丝子等使用。

2. 润燥通便

肉苁蓉能促进津液的生成，尤其能增加肠内津液的生成，促进燥结的大便排出。一般配合火麻仁使用。

肉苁蓉多用于体虚及老年人便秘的治疗。

肉苁蓉的一般用量为5～15g，如果症状严重，可以用到30g。

四十六、火麻仁

火麻仁，味甘，性平。火麻仁富含油脂，可以滑润大肠内干燥的大便。火麻仁能补益胃气，增加津液的生成。

1. 润燥通便

火麻仁一方面富含油脂，可以滑润大肠内干燥的大便，另一方面补益胃气，增强脾胃对食物消化和排出的能力，使得大便能正常排出。火麻仁一般用于大便排出不畅且没有化热的情况。多与白术、郁李仁、厚朴同用。

2. 养胃生津液

火麻仁能在补益胃气的同时增加津液的生成，多用于肠中津液不足的情况。

火麻仁主要用于虚性便秘的治疗。

火麻仁的一般用量为10~15g。

四十七、泽泻

泽泻，味甘、淡，性寒。泽泻能增强人体对水的转化与排出，加强体内的各种液体转化为小便从膀胱排出的能力，对湿浊、痰饮和水气都有一定的祛除作用。

1. 利水泻湿

泽泻能整体增强人体对水的转化与排出，将身体内部的液体转化为小便排出体外。在治疗脾湿、痰饮和水气的时候，都可以使用泽泻。小便不利是使用泽泻的典型症状，一般与茯苓、猪苓、车前子同用。泽泻与白术同用，能治疗水饮在脾胃部堆积导致的头部眩晕。泽泻性寒，在治疗各类湿热疾病时，作为首选的利水药物使用。

茯苓能增强脾胃之气对津液的运转，减轻中气运行的阻碍，其性平和，不伤中气。泽泻加强水湿的转化和排出，利水作用强，没有帮助中气运行的作用，且其性寒，对中气有一定的损伤，脾胃虚寒者慎用。

泽泻的一般用量为5~15g，病情严重可以用到30g。

四十八、猪苓

猪苓，味甘、淡，性平。猪苓能加强气对津液的运转，能消散津液停滞而产生的湿浊，还能加强小便的转化和排出，对水气和痰饮有一定的治疗作用。

1. 利水渗湿

猪苓能加强津液的运转，治疗津液停滞聚集而产生的湿浊。猪苓能加强小便的生成和排出，治疗水气和痰饮。猪苓是最常用的利水药物，各种水肿、尿少、湿热泄泻、淋浊、黄疸等，皆可使用。一般与茯苓、泽泻同用。

猪苓利水之力强于茯苓，但没有帮助脾胃之气运转的作用。

猪苓的一般用量为5～15g，病情严重可以用到30g。

四十九、益母草

益母草，味苦、辛，性微寒。益母草能加强肝气对血的推动，破除血瘀的郁阻，尤其擅长治疗女性月经的异常。还能加强膀胱对小便的排出，治疗各种水气导致的肿症。

1. 行血调经

益母草能加强肝气对血的推动，破除血瘀的郁阻，尤其擅长治疗女性月经的异常，是治疗妇科疾病最常用之品。一般与当归、白芍、川芎同用。

2. 利水消肿

益母草还能加强膀胱对小便的排出，治疗各种水气导致的肿症。一般与泽泻、茯苓、车前子、桂枝同用。

益母草对妇科经、产类疾病有很好的效果，但对其他血瘀问题的治疗效果较差。

益母草的一般用量为5～15g，病情严重可用到30g。

五十、丹参

丹参，味苦，性微寒。丹参能加强肝气的运行，破除血瘀的阻滞，加强血的生成，还有一定的清热效果。

1. 活血化瘀

丹参能加强肝气的运行，活血化瘀，是治疗血瘀的常用药物，对各类气滞血瘀导致的症状均有很好的疗效。一般与当归、川芎、桃仁、红花同用。

2. 助生血

丹参能稍稍补益肝气，促进血的生成，可以用于血瘀同时有血虚的治疗。一般与当归、川芎、白术、党参同用。

3. 清热

丹参有清热的效果，对肝气化热有较好的疗效，多用于热扰心神导致烦躁症状的治疗。一般与牡丹皮、生地黄同用。

丹参虽然有补血的作用，但其活血能力较强，一般用于血瘀的治疗，而不作为补益药物使用。

有出血症状者及孕妇慎用丹参。

丹参的一般用量为5～10g，血瘀严重可用到15g。

五十一、桃仁

桃仁，味苦、甘，性平。桃仁能破除血瘀的阻滞，消散血瘀导致的痈肿，还能润泽肠道，改善排便情况。

1. 破血散瘀

桃仁能破除血瘀的阻滞，对各类血瘀导致的症状都有较好的疗效，尤其擅长各类痈肿及肠腹部血瘀的治疗。一般与红花同用。

2. 润燥滑肠

桃仁能润泽肠道，改善排便情况，多用于虚证便秘。一般与杏仁、火麻仁、柏子仁同用。

无血瘀者及孕妇慎用桃仁。

桃仁的一般用量为5～15g，血瘀严重可用到30g。

五十二、红花

红花，味辛，性温。红花能破除血瘀的阻滞，治疗各类血瘀疼痛，还能加强血的运行，改善局部血供不足的情况。

1. 活血止痛

红花能破除血瘀的阻滞，擅长治疗全身各处血瘀导致的疼痛。一般与桃仁、川芎同用。

2. 助行血

红花能加强血的运行，增强局部的供血能力，在少量使用时，可以治疗血瘀同时伴有局部血供不足的情况。一般与当归、牡丹皮同用。

红花擅长治疗血瘀导致的疼痛，桃仁擅长治疗血瘀导致的各类痈肿，二者常共同使用。

无血瘀者及孕妇慎用红花。

桃仁的一般用量为3～15g。

五十三、水蛭

水蛭，味咸、味，性平。水蛭擅于破瘀散结，是治疗血瘀的重剂。水蛭破血瘀的力量极强，能消散各类血瘀结块，是治疗血瘀重症的常用药物。一般与虻虫同用。

虻虫与水蛭功效相似，药力更急，常常服用后即出现腹泻情况，不可长期服用。二者经常一同使用。

孕妇及无血瘀者不可用水蛭与虻虫，体弱者慎用。

水蛭的一般用量为1～3g。

五十四、竹茹

竹茹，味甘，性微寒。竹茹能祛除肺中蓄积的痰饮，能增强胃气降敛的力量，还能清胃热、除烦躁。

1. 祛痰饮

竹茹能祛除肺中蓄积的痰饮，其性寒，多用于对痰热咳喘的治疗。一般与半夏、陈皮、浙贝母同用。

2. 降胃气

竹茹能增强胃气降敛的力量，对呕吐、呃逆有较好的疗效，也可用于衄血、吐血的治疗。一般与半夏、生姜、陈皮同用。

3. 清热除烦

竹茹能清胃气的郁热，对胃热导致的烦躁有很好的治疗效果，多用于产后虚烦的治疗。一般与人参、半夏、生姜同用。

竹茹性寒，脾胃虚寒及寒痰凝聚者慎用。

竹茹的一般用量为5～10g。

五十五、浙贝母

浙贝母，味苦，性寒。浙贝母能加强肺气降敛的力量，能消散痰饮在肺中的蓄积和在身体上造成的结块，能消除肺胆胃之气郁阻化热导致的各类红肿结块。

1. 降肺气

浙贝母能加强肺气降敛的力量，一般用于肺气上逆化热而出现咳嗽的治疗。一般与杏仁、半夏、款冬花同用。

2. 化痰结

浙贝母消散痰饮，对肺中的痰和体表因为痰导致的肿块都有治疗效果。其性寒，一般在痰饮伴气郁化热的情况下使用。治疗肺中的痰，一般与半夏、陈皮、竹茹同用。治疗体表的痰结，一般与海藻、昆布、牡蛎、夏枯草同用。

3. 清热消肿

浙贝母能消除肺胆胃之气郁阻化热导致的各类红肿结块，适合在疮疡肿毒初起，局部硬结肿痛的情况下使用。一般与金银花、连翘、红花、地龙同用。

川贝母功效与浙贝母类似，浙贝母祛痰、清热、散结的效果比川贝母强，川贝母比浙贝母多了生津液的作用。

浙贝母性寒，对中气有所损伤，中气大虚及脾胃虚寒者慎用。

浙贝母的一般用量为5～10g。

五十六、白芥子

白芥子，味辛，性温。白芥子能疏通肺气的郁阻，温化肺中的寒痰，消散各类因痰饮导致的肿块和硬结。

1. 破肺郁

白芥子能疏通肺气的郁阻，对肺逆导致的气喘、咳逆、胸闷、胁痛有很好的治疗效果。一般与莱菔子、紫苏子、杏仁、葶苈子同用。

2. 化寒痰

白芥子能消散肺中积聚的痰饮，其性温，一般在痰饮伴气郁寒凝的情况下使用。一般与半夏、陈皮、茯苓同用。

3. 消肿散结

白芥子能消散各类因痰饮导致的肿块和硬结，一般在没有气郁化热的情况下使用，常用于阴疽的治疗。

白芥子性温，有气郁化热的情况不可使用。

白芥子的一般用量为3～10g。

五十七、昆布

昆布，味咸，性寒。昆布能消散痰饮导致的结块，软化各类形体结块，还能加强水的代谢，消散水肿。

1. 软坚消痰

昆布能消散痰饮导致的结块，对各类形体结块都有软化作用，多用于瘰疬、瘿瘤的治疗。一般与海藻同用。

2. 利水消肿

昆布能增强身体对水的代谢，对各类水肿都有一定的治疗效果。一般与海藻同用。

昆布的药性与海藻类似，二者常常同用。

昆布的一般用量为5～10g。

五十八、海藻

海藻，味苦、咸，性寒。海藻能消散痰饮聚集而导致的结块，还能利水消肿。

1. 软坚消痰

海藻能消散因痰饮聚集而导致的结块，对颈项部位的各类瘿瘤瘰疬都有很好的治疗效果。一般与昆布同用。

2. 利水消肿

海藻能加强身体代谢水的能力，增强小便的排出，治疗各类水肿。一般与茯苓、泽泻同用。

海藻的一般用量为5～10g。

五十九、防己

防己，味苦，性寒。防己能疏通气在经络中的郁阻，消散津液停滞而产生的湿浊，对水气和痰饮的蓄积也有清除作用。

1. 行气化湿

防己能增强气的运行动力，疏通气在经络中的郁阻，对于津液停滞而产生的湿浊有较强的消散作用。防己是常用的祛湿利水药物，对体表经络中的湿浊有较好的治疗效果，还有一定的清热效果，可以治疗湿热。

2. 利水消肿

防己对在体表蓄积的水气也有清除的作用，常用于消除体表的水肿。一般与黄芪、白术、茯苓同用。对于痰饮在腹部的蓄积，也有一定的清除作用。一般与葶苈子、椒目、大黄同用。

研究表明木防己有一定的毒性，故现在临床上使用的都是汉防己。

防己性寒，不宜大量使用。一般用量为5～10g。

六十、甘遂

甘遂，味苦，性寒。甘遂能泻逐水饮，对痰饮和水气都有治疗效果。

甘遂峻下逐水，逐泻全身各处的水气痰饮，使水从大便排出，药性非常峻猛，可用于重症的腹水、胸水及水肿。一般与芫花、大戟同用。

甘遂有一定的毒性，不可多服，不可久服。中气大虚之人不可使用。

芫花、大戟与甘遂功效相似，常一起使用。三药比较起来，芫花毒性最大，大戟次之，甘遂最小。三药与甘草均不能同用，甘草会增加三者的毒性。

甘遂的一般用量为0.5～1.5g。

六十一、酸枣仁

酸枣仁，味甘、酸，性平。酸枣仁能安定心神因气虚而产生的躁动，对虚劳失眠有很好的治疗效果，还能对肝气有一定的补益作用。

1. 安神助眠

酸枣仁能安定心神因气虚而产生的躁动，对虚劳失眠有很好的治疗效果，是常用的安神助眠药物。一般与柏子仁、龙眼肉同用。

2. 补益肝气

酸枣仁对肝气有一定的补益作用，一般在肝气不足伴有失眠、烦躁的时候使用。一般与山茱萸、当归同用。

酸枣仁治疗失眠一般炒后使用，但不可炒焦，炒焦则无效。

酸枣仁对气郁阻导致的失眠治疗效果较差。

酸枣仁一般用量为10～15g，治疗顽固性失眠可大量使用，最大剂量可用到90g。

六十二、葛根

葛根,味甘、辛,性凉。葛根能稍清胃气郁阻所化之热,能减轻胃热对津液的损耗。葛根能稍稍增强补益胃气,增强津液的生成。葛根能疏通颈项经络之气的郁阻,缓解颈项部位的僵硬。

1. 清热润燥

葛根清热之力不强,能稍清胃气郁阻所化之热,减轻胃热对津液的损耗。葛根对胃气出现燥热但郁阻不重的情况有较好的治疗效果。一般用于营卫不和而伴有轻度胃燥。

2. 生津液

葛根能稍稍补益胃气,同时增强津液的生成,是补益津液的常用药物。多与天花粉同用。

3. 柔颈项

葛根能增强颈项部气的流动,疏通颈项部经络之气的郁阻,对颈项部僵硬的症状有很好的改善。多与桂枝同用。

葛根凉润而不伤中气,多用于清胃燥而补益津液。

葛根的一般用量为10~30g,颈项部僵硬严重可用到40~60g。

第八章
典型医案

第一节　中气大虚

基本情况

1. 性别：女；年龄：70岁；体重：90斤。

2. 饮食：食欲较差，饮食不多，口水很黏，张口有丝挂着。

3. 二便：大便困难，小便量多而频繁。

4. 睡眠与情绪：长期睡眠差，吃安眠药；较长时间吃了比较多的寒凉药；在吃抗抑郁的药物。

5. 舌象：舌质红；舌苔有痰，痰不多。

6. 身体感觉：腰椎间盘突出，只能卧床休息，用外治法复位之后还不能起床；抽筋。

诊断过程

1. 第一次做选择题

从中气虚、阳虚、阴虚三个角度考虑。老人家长时间吃安眠药，也在吃抗抑郁的药，身体已经算是比较虚弱，再加上小便量多而频繁，这表明身体里面的津液在大量、快速地流失。我们将这种情况归属于中气大虚。

2. 第二次做选择题

从六种邪气中选择。对于中气大虚的人来说，邪气的识别已经不是最重要的问题了。抽筋说明有肝风，口水很黏说明有脾湿，大便难则说明有胃燥。

3. 第三次做选择题

从四种病理废物中选择。口水很黏，张口有丝挂着，可以算是有一些痰饮。

当做第一个选择题的时候得到"中气大虚"这个结论之后，其实后面两个的选择已经不是非常重要了，这个时候就必须使用"中气大虚"的治疗药物组合，这个组合一定要占据药方总药物的80%以上。

诊断结果：中气大虚，肝风，脾湿，胃燥，痰饮。

药方

1. 中气大虚的治疗药物

党参30g，生白术30g，茯苓10g，甘草10g，干姜

15g，山茱萸20g，大枣20g，桂枝20g，附子6g，法半夏20g，生姜40g，芍药10g，厚朴10g，陈皮15g，山药20g。

2. 兼顾症状的治疗药物

其他（牡丹皮10g，柴胡6g，泽泻10g），配合鲜竹沥口服液。

治疗效果与总结：

1. 首诊服用六服药期间出现上火、耳鸣、脚肿痛的症状，说明气逐渐充足。原来中气大虚，身体即使有异常也不会表现出太多症状，现在中气逐渐得到补充，身体则会出现一些原来没有的症状。我们需要理解这个原理，保持与病人的良好沟通。

2. 病人出现未行大便多日、腹部疼痛，给予大黄、厚朴、芒硝泻下后缓解。这是因为病人原本大便困难，肠胃中有积累的燥屎，当中气逐渐得到补充，腹部中的燥屎也就成为了主要矛盾。

3. 后续持续服用首诊药方，坚持两个月左右，达到了可以自己散步、爬楼梯的状态。

第二节　营卫不和

基本情况

1. 性别：男；年龄：8岁；体重：40斤。

2. 饮食：饮食不多。

3. 二便：住院七天，除了第五天有点腹泻、呕吐，近两天未行大便。

4. 睡眠与情绪：住院七天，精神状态一般。

5. 舌象：舌质水润，少苔；舌体红，中间稍微凹陷。

6. 身体感觉：七天前，额头、头上、身体都长硬包，住院输液治疗七天，现在硬包没有那么突出，但是扩散开来，全身出现红色的斑块，不见消退，不断有新生。

诊断过程

1. 第一次做选择题

从中气虚、阳虚、阴虚三个角度考虑。病人住院七天，静脉输液，食欲不振，精神状态一般，属于阳虚。

2. 第二次做选择题

从六种邪气中选择。病在皮肤，属于营卫不和。

3. 第三次做选择题

从四种病理废物中选择。七天静脉输液，虽然还没有出现水肿,但是体内一定有废水堆积,稍微有些水气。

诊断结果:阳虚、营卫不和、水气。

药方

党参10g,生甘草10g,茯苓15g,干姜5g,桂枝5g,泽泻6g,法半夏9g,杏仁6g,陈皮10g,浮萍10g,牡丹皮10g,生姜片2g。

1. 阳虚则用党参、甘草、茯苓、干姜,因为体表是红色斑块,所以用了生甘草,增加了牡丹皮。

2. 营卫不和,用桂枝、杏仁、浮萍。

3. 为改善气的周流转动,宜增加一些胃气下降的基本药物,所以增加法半夏、生姜、陈皮。

4. 稍微有点水气,则增加了泽泻。

治疗效果与总结

1. 第一付药喝完,红色斑块基本上不再增加。

2. 第二付药喝完,身体上的斑块基本消退,只剩下挠伤的疤痕。

3. 喝完两付药之后,病人食欲也在逐渐恢复,后用党参20g,甘草10g,茯苓15g,干姜10g,桂枝10g,芍药10g,大枣20g,法半夏9g,生姜15g,陈皮10g作为基本药方继续调理脾胃。

第三节　脾湿

基本情况

1. 性别：男；年龄：44岁；体重：150斤。

2. 饮食：前天晚上喝酒比较多；昨天中午吃了冰凉的水果罐头，还喝光了罐头里面的水，一会儿就开始上吐下泻；喝了以黄芽汤为主的药没有效果，反而腹泻更加严重。

3. 二便：腹泻，食谷不化。

4. 睡眠与情绪：腹泻严重，无精打采。

5. 舌象：舌苔厚腻，中间有裂缝。

6. 身体感觉：无力。

诊断过程

1. 第一次做选择题

从中气虚、阳虚、阴虚三个角度考虑。如此上吐下泻，一定是阳虚。

2. 第二次做选择题

从六种邪气中选择。舌苔厚腻，饮食不能消化，属于脾湿。仅仅是脾湿，上吐下泻不会这么严重，应该还有营卫不和导致的表气郁阻。

3. 第三次做选择题

从四种病理废物中选择。暂时没有到病理废物的程度。

诊断结果：阳虚，脾湿，营卫不和。

药方

1. 党参20g，炙甘草15g，干姜15g，茯苓20g，生白术10g，桂枝10g，法半夏20g，生姜40g，苍术20g，陈皮20g，藿香3g（最后五分钟下），紫苏叶20g，厚朴10g，杏仁10g。

2. 两付。

治疗效果与总结

1. 服药当天，病人就恢复如初，可以下楼散步、线上直播了。

2. 当身体有邪气的时候，只服用以黄芽汤为主的药补充正气是不够的，必须以祛除邪气为主。

第四节　胃燥

基本情况

1. 性别：女；年龄：40岁；体重：90斤。

2. 饮食：饮食正常。

3. 二便：肾结石手术后十天，每天大便都是要排十几颗红豆大小的硬"羊粪球"，颜色为黄色，排便往往需要用开塞露。

4. 睡眠与情绪：睡眠良好，日起夜1~2次，可以正常工作。

5. 舌象：舌体宽，无苔。

6. 身体感觉：精神状态良好，无其他不适。

诊断过程

1. 第一次做选择题

从中气虚、阳虚、阴虚三个角度考虑。手术后一定有阳虚，有轻微阴虚。

2. 第二次做选择题

从六种邪气中选择。大便为羊粪球状，为胃燥而不化热。

3. 第三次做选择题

从四种病理废物中选择。大便还可以每天排出，没有食积。

诊断结果： 阳虚，胃燥而不化热。

药方

1. 党参20g，甘草10g，干姜10g，生白术45g，桂枝15g，当归15g，法半夏20g，生姜40g，玄参20g，黄芪20g，火麻仁15g，肉苁蓉20g，厚朴10g，枳实6g。

2. 六付。

治疗效果与总结

1. 服药后第二天就可以自主大便，不需要开塞露。第四天开始，排便相对正常。

2. 胃燥而不化热，羊粪状大便，可在阳虚治疗的基础上重用生白术与枳实。

第九章
应用经验杂谈

一、气的运动模型是不变的，症状是变的

在我们生活的近几千年中，因为生活习惯、生活环境等变化，人体在不断地产生各种新的病症，并为这些病症取了很多新的名字。例如，过度空调使用的人，经常会神疲乏力，工作无精打采，反复出现感冒症状，浑身酸痛，特别是颈后与肩背部酸痛最为严重，俗称为"空调病"。

人对外部环境所产生的反应是在变化的，但是人的运作原理是没有改变的，也就是说气的运动模型是不变的。例如，空调病其实就是因为长期在空调环境里面呆着，导致阳虚与营卫不和的发生。正因为气的运动模型没有变化，中医可以治疗运动模型范围之内的各种异常，那么中医也就可以治疗空调病，按照阳虚与营卫不和来治疗就可以了。

1264临证法就是从气的角度，设计了一整套的使用方法，就是利用气的运动模型不变的特点，集成了中医最核心的思维。

二、不与病做斗争，要与气做朋友

中医治疗的目的是让人体恢复到正常状态，就是恢复到气很充足，气的运转也很顺畅的状态。人体生病一段时间之后，气的耗损是必然的，这个时候中医治疗一定要注意到气处于耗损的状态，治疗方案中要有针对气的耗损的一个基本的药物组合。气的耗损可能导致中气虚、阳虚、阴虚这三种情况，所以治疗时，药方多可以考虑包含治疗中气虚的人参、甘草、茯苓、白术、干姜，治疗阳虚的最基本药物桂枝，以及治疗阴虚的最基本药物法半夏、生姜。通过这八味药物去补充气、转动气，可以俗称为"与气做朋友"。

人体生病了一段时间，气被耗损之后，气不足以正常运转身体，这个时候身体有可能同时出现多种症状。如果治疗方案被这些症状牵着鼻子走，那么开药方就会成为依据症状来堆积药物。这样的治疗方案是没有办法让气恢复到充足且运转顺畅的状态，而是往往会使得某个症状缓解，新的症状又出现，这样的治疗方案可以俗称为"与病做斗争"。

中医治疗的一个重要原则是"不要与病做斗争，要与气做朋友"，在辅助好一气恢复的基础上，稍微针对最严重症状进行针对性处理。症状特别多的时候，治病就抓中气虚、阳虚、阴虚。

三、以虚为本，阴阳为纲

人体生病时，气异常最主要的分类就是虚与实，虚是气不足，实是气郁阻。气郁阻导致邪气堆积，称之为实，而邪气堆积就会导致气的耗损，这就是因实而致虚。这样，按照1264临证法的规则，十三种气的异常最常见的就是中气虚、阳虚与阴虚。治疗时一定要注意虚的情况，即"以虚为本"，就是中医诊断做的第一个中气虚、阳虚、阴虚的选择题。

气运动可以归类为上升与下降两个基本模式，上升为阳，下降为阴。人生病是因为气的运动出现了异常，或者升不上去，或者降不下来，或者升上去的路径过程中哪一个地方堵了，或者降下来的路径过程中哪一个地方堵了，总之是属于阳或者阴的运动趋势受到了影响。治病的大方向要判断是气的上升出问题，还是气的下降出问题，这个大方向判断可以简称为"阴阳为纲"，上升出现问题就恢复气的上升，下降出现问题就恢复气的下降。

如果一个人出现没有食欲、身体沉重、眼睛干涩、不爱出汗、皮肤发紧等气升发不顺畅而导致的各种症状，但是每一种都不严重，整体还有虚的象，就以阳虚为主来治疗。如果一个人出现有点大便干、有点口苦、有点咳嗽等气不敛降导致的多种症状，但是每一种邪气好像都不突出，整体还有虚的象，就以阴虚为主来治疗。

四、依次判断六种邪气

中医诊断做的第二个选择题是依次判断六种邪气。判断的顺序建议首先看脾胃之气，其次看肝风与胆火，接着看肺逆与营卫不和。

判断脾胃之气的状态主要是看食欲怎么样、大便怎么样。肝风主要是从气郁阻在下、气下陷而化热、肝气枯槁三个方面来判断。接着判断胆火的情况，如果有口腔溃疡等上火症状就是有胆火。肺逆比较好判断，凡是有咳嗽、气短、胸闷等呼吸系统的症状，都是有肺逆。如果有怕风、发热、怕寒等感冒症状，或者有皮肤相关病症，就是有营卫不和。

五、病理废物要有明确症状

在判断病理废物的时候要有明确症状的支持，不能靠猜测。例如血瘀，必须是气郁阻一定时间才会形成。小腹部拘急、发热发狂、大便正常不是血瘀，身体上明显斑块才是血瘀。例如痰，必须是身体上有肿块、呼吸时闻有痰的声音。

六、治病不求快，求稳

治疗的基本原则就是补充正气、疏通郁阻，让气恢复到充足与升降顺畅的状态。在判断六种邪气的时候一定要抓住主要矛盾，六种邪气抓最严重的那一个，以及次严重的第二个来处理就可以了。不能将药方变成六种邪气都有处理的药物堆叠。气是一个整体，各个部分是联动的，很可能解决完最重点的两个，其他地方气的郁阻也随之解决了。如果经验积累到一定程度，可以非常精准地把握气的所有异常，一次性解决问题固然好，但是在初期阶段抓住主要矛盾的方法可以大大降低难度，让治疗过程更加平稳可控。古人讲教徒弟"示之以规矩，不示之以巧"就是这个意思。按照1264临证法要求，做好三个选择题而得到诊断结果，可以做到治病基本不犯方向性错误，根基就扎实了。

七、寒凉药慎用

寒凉的药物在清热而缓解症状方面有着立竿见影的效果，但是一般都非常耗损中气，应该尽量少用、慎重使用。治病是让气恢复到充足与运转顺畅的状态，寒凉药物耗损中气，长期使用就是捡芝麻丢西瓜的做法。寒凉药物在热比较明显的时候可以适当使用，但一定要中病即止，热稍微消退就应将其从药方中删除。包含寒凉药物的药方，一般应不超过三付，三付药之后就要重新审视病人当前身体状态，重新调整药方。

后记

《四圣心源》这本书的第一句话"阴阳未判,一气混茫"让我们思考到了中医最核心的研究对象就是一气。由此,依据理科生的思维,逐渐构建了如下思路:

(1)生命除了身体,还有维持身体运转的气,气是中医研究的核心对象,气是客观存在的。

(2)气是肉眼不可见的,研究气的方法论与科学界研究肉眼不可见的事物是一样的,都是通过观察现象的方法来推测不可见事物的规律。中医传统的望、闻、问、切就是四种观察现象的方法。

(3)气是客观存在的事物,气运动的模型也是客观的,气按照这个模型在正常运转,则身体对外表现就正常,身体就不生病。

(4)气的运转如果不符合既定模型就是出现了异常,这样的异常可以分为十三种类型。气不足则为虚,包含中气虚、阳虚、阴虚三种。气郁阻则为实,包含营卫不和、脾湿、胃燥、肝风、胆火、肺逆六种。气异常导致形体变化则有四种病理废物，包含食积、水气、血瘀、痰饮。

（5）中医的诊断可以在这十三种类型中选择，依据选择的结果来拟定治疗药方的框架，这就是1264临证法。此方法为每一次的治疗方案搭建了基本的框架，确定了基本的治疗方向，降低了诊断与治疗的复杂度，提高了治疗的稳定性。

以上就是迄今为止我们的心得，就是本书的内容。

接下来我们要研究的是中医数字化，就是如何用现代技术手段来进行中医辅助诊断与中医疗效展现。依次步骤如下：

（1）建立指标体系。创建以中医理论为基础的生命健康数字化指标体系，为中医行业的数字化发展奠定基石。

（2）研发仪器设备。研发出采集数字化指标体系所要求数据的仪器设备，为规模采集以中医理论为基础的生命健康数字化指标数据做好准备。

（3）创建数据平台。利用云技术，创建中医领域的生命健康数据平台，采集足够的数据并形成生命健康数据的基线，得到每一个数据指标的正常范围。

（4）应用数据平台。与医疗机构合作，探索生命健康数据基线的应用，用数据指标不在正常范围来辅助进行中医诊断，用治疗前后数据是否在正常范围来辅助判断疗效。

欢迎大家通过"同正学堂"公众号（微信搜索：同正学堂）与我们联系，让我们一起来谱写属于当代中医人的精彩乐章。

安天宇　王金城

广东省同正中医医学研究院

2022年7月